開運！しあわせ薬膳

国際中医師・国際薬膳師
渡部　美智余

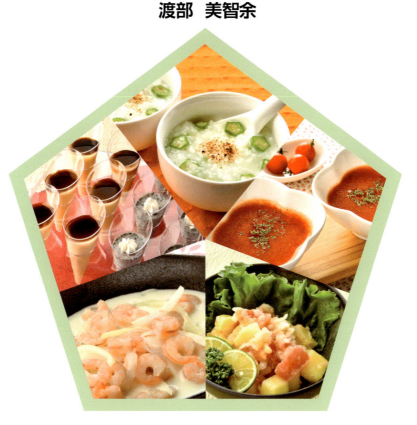

はじめに

この本を手にとって下さったあなたに、
　　　ありがとうございます
あなたは、学生でしょうか？　社会人でしょうか？
家族の健康を預かっているお母さんでしょうか？　それとも……。
たくさんある料理本の中から、この本を見つけ手にとっていただけましたこと、大変嬉しく思っています。
この本には、100種類の料理レシピを掲載していますが、私は
普通の料理本ではない！ と思っております。
明るく笑顔で生きるための本、みなさんの応援レシピ本と思っています。
生きているとさまざまなことがあります。嬉しいこと、悲しいこと、信じられないこと。いっぱい、いっぱいあります。
バブル崩壊後、倒産やリストラがいっぱいありました。倒産した会社の犠牲になった方、リストラにあった方がたくさんいたと思います。実は、私もそのひとりです。失業保険をもらって、その後再就職。なんと、再就職先も数カ月後に倒産。
倒産を2度経験した私は、**人生って何なんだ！** と思ったこともあります。
また独身のころ、見合い相手のご両親に、私が母子家庭と分かっていたにもかかわらず、ひどいことを言われたことも……。
本当に！ 人生って何なんだ！と。

このままでは良くない！　なんとかしたい！　自分を変えたい！
と思って、耳にピアスをあけました。現状に満足している人は、ピアスの穴をあけないほうがよい。現状を変えたい人はあけた方がよい。そんな"都市伝説"がありました。
私はピアスをあけ、自分にあった色を見つけ、それを食事にも、服

装にも取り入れて、生活したところ、素敵なことが数多く訪れました。
素敵なパートナーと出逢い、温かい家族ができました。
仕事では、尊敬する方々によるご指導・ご助言を受け、今日までこられています。
料理教室にお越し下さっている皆様も、本当に素敵な方ばかり。
ご縁に感謝。
変わろう！と思うことが大事です。

それから、人生には3つの坂があると言われています。
上り坂（のぼりさか）、下り坂（くだりざか）、そして最後の坂は
　　まさか
です。10代、20代、30代は上り坂。とくに10代は、自転車で急な上り坂を必死にこいでいるようなもの。自分のことに精一杯で、周りがあまり見えません。だから、友だちとのトラブル、大事な家族への反発などがおきてしまいます。
40代、50代、60代、70代は下り坂。下り坂では、自転車のペダルを必死にこがなくても、楽に前に進みます。経験値も高くなり、周りに気を配る余裕もかなり出てきます。
だから、人付き合いも上手くなる。
そして最後の坂は、まさか。これはいつ何処で、どのタイミングで出現するか、だれも想像が出来ません。
「まさか」が突然現れたとき、落ち込んでも、
元気になって欲しい、笑顔になって欲しい！ そんな思いで作成した本です。

CONTENTS

はじめに ………………………………… 2
自分に合う色のパワーで運気アップ！
　本書の考え方、使い方 ………………… 6
5つの星別、
　気をつけること＆おすすめ食材 ……… 8
運気アップのための6か条 …………… 10
陰陽説と五行説 ………………………… 11

旬の食べ物を知って！食べて！
　さらに元気に！ ……………………… 12
食べ物の性質を知り、
　上手に取り入れましょう …………… 13
セルフケアに役立つ！五行説 ………… 14
薬膳についてQ＆A …………………… 16

ごはん＆汁物

オクラのお粥 …………………… 18	かき玉味噌汁 …………………… 33
長芋と青ネギのお粥 …………… 19	さつまいもスープ ……………… 34
チンゲン菜のごはん …………… 20	豆腐入りコーンスープ ………… 35
ニラと納豆のチゲ ……………… 21	長芋のお粥 ……………………… 36
ニラとじゃがいもの味噌汁 …… 22	ナツメともち米のお粥 ………… 37
生姜入り豆乳味噌汁 …………… 23	蓮根と梅干しの炊き込みごはん … 38
小豆のお粥 ……………………… 24	豆腐のかき玉汁 ………………… 38
クコの実のお粥 ………………… 24	サムゲタン風スープ …………… 40
キムチチャーハン ……………… 26	おからと豆腐のチゲ …………… 41
トマトのチーズスープ ………… 27	黒豆と山芋の梅ごはん ………… 42
小豆のポタージュ ……………… 28	えのきと鶏肉ごはん …………… 43
鮭の粕汁 ………………………… 29	黒米ごはん ……………………… 44
ズッキーニと卵のお粥 ………… 30	もやしとアサリの味噌汁 ……… 45
とうもろこしとはと麦のリゾット … 30	わかめと桜エビのスープ ……… 46
生姜ごはん ……………………… 32	干し椎茸と豆腐のスープ ……… 46

おかず

胡瓜とヨーグルトのサラダ …… 50	手羽先とグリンピースのトマト煮込み … 59
ニラ豆腐 ………………………… 50	人参とこんにゃくの生姜煮 …… 60
牛肉とセロリの2色炒め ……… 52	イカのトマト煮込み …………… 61
厚揚げとキャベツの煮物 ……… 53	カボチャのヨーグルトサラダ … 62
豚肉と小松菜の炒め物 ………… 54	たくあんと豆のサラダ ………… 63
ブロッコリーの炒め物 ………… 55	さつまいもサラダ ……………… 64
人参のチーズサラダ …………… 56	タコとひき肉のカレー炒め …… 64
トマトの黒ごま蜂蜜かけサラダ … 57	厚揚げとさつまいもの煮物 …… 66
パンチの効いたトマトのサラダ … 58	卵とキクラゲの炒め物 ………… 67

蓮根とたらこのサラダ……………… 68	もやしとキクラゲのサラダ……… 74
豚バラ肉と大根の煮込み…………… 69	きのこのおろし和え………………… 75
豆腐のあんかけ……………………… 70	蓮根のチヂミ………………………… 76
エビのクリーム煮…………………… 70	蓮根のくるみ和え…………………… 77
鯛のコチュジャン煮………………… 72	牛肉の醤油炒め……………………… 78
タケノコの唐辛子炒め……………… 73	ヒジキのごま油炒め………………… 79

デザート＆ドリンク

よもぎとくるみの チョコチップケーキ……… 82	ゆずゼリー…………………………… 102
パセリとチーズのパンケーキ……… 83	バナナ豆乳ジュース………………… 103
よもぎ入りマーラーカオ…………… 84	マンゴーラッシー…………………… 104
よもぎ羊羹…………………………… 85	オレンジウーロン茶………………… 105
ヘルシー大豆団子…………………… 86	甘酒まんじゅう……………………… 106
よもぎ入りバナナジュース………… 87	大豆チョコ…………………………… 107
抹茶ミルクシェイク………………… 88	ココナッツミルクゼリー…………… 108
姜糖紫蘇茶…………………………… 88	甘酒かん……………………………… 108
人参ケーキ…………………………… 90	生姜ゼリー…………………………… 110
小豆と牛乳のゼリー………………… 91	豆乳くず餅…………………………… 111
リンゴのやわらか煮………………… 92	リンゴとさつまいものジュース…… 112
トマトジャム………………………… 93	甘酒と生姜のミルク………………… 113
人参ジュース………………………… 94	さつまいものお汁粉………………… 114
トマトソイジュース………………… 95	生姜ジャム…………………………… 114
クコの実バナナジュース…………… 96	超簡単！水ようかん………………… 116
ナツメ茶……………………………… 97	カボチャ白玉の黒蜜がけ…………… 117
きな粉のレーズンクッキー………… 98	おから団子…………………………… 118
ポンデケージョ……………………… 99	生姜入りココアくず湯……………… 119
さつまいもきんとん………………… 100	豆乳ゼリー…………………………… 120
ナツメとバナナのデザート………… 100	黒ごまゼリー………………………… 120

おすすめ食材 part 1……………… 48	あとがき……………………………… 122
おすすめ食材 part 2……………… 80	主な素材別 INDEX………………… 124

■青(緑)　■赤　■黄　■白　■黒　各色のレシピを示しています。

自分に合う色のパワーで運気アップ！ 本書の考え方、使い方

自分に合う色からはパワーがもらえるという考え方があります。
パワーカラーの食材を使った料理を作って食べて、運気を上げましょう。
自分に合う色は、九星に基づき、生まれた年から分かるようになっています。

◯ まずは、自分の「本命星」を知りましょう。あなたは九星のどれになるでしょうか？

（注意）元日から２月３日（節分）までに生まれた人は、前年生まれとして考えます。

本命星	生まれた年										
一白水星 （白・黒）	昭和2年(1927)	昭和11年(1936)	昭和20年(1945)	昭和29年(1954)	昭和38年(1963)	昭和47年(1972)	昭和56年(1981)	平成2年(1990)	平成11年(1999)	平成20年(2008)	平成29年(2017)
二黒土星 （黒・茶）	昭和元年(1926)	昭和10年(1935)	昭和19年(1944)	昭和28年(1953)	昭和37年(1962)	昭和46年(1971)	昭和55年(1980)	平成元年(1989)	平成10年(1998)	平成19年(2007)	平成28年(2016)
三碧木星 （青・茶）	大正14年(1925)	昭和9年(1934)	昭和18年(1943)	昭和27年(1952)	昭和36年(1961)	昭和45年(1970)	昭和54年(1979)	昭和63年(1988)	平成9年(1997)	平成18年(2006)	平成27年(2015)
四緑木星 （青・茶）	大正13年(1924)	昭和8年(1933)	昭和17年(1942)	昭和26年(1951)	昭和35年(1960)	昭和44年(1969)	昭和53年(1978)	昭和62年(1987)	平成8年(1996)	平成17年(2005)	平成26年(2014)
五黄土星 （黄・茶）	大正12年(1923)	昭和7年(1932)	昭和16年(1941)	昭和25年(1950)	昭和34年(1959)	昭和43年(1968)	昭和52年(1977)	昭和61年(1986)	平成7年(1995)	平成16年(2004)	平成25年(2013)
六白金星 （白・黄）	大正11年(1922)	昭和6年(1931)	昭和15年(1940)	昭和24年(1949)	昭和33年(1958)	昭和42年(1967)	昭和51年(1976)	昭和60年(1985)	平成6年(1994)	平成15年(2003)	平成24年(2012)
七赤金星 （赤・黄）	大正10年(1921)	昭和5年(1930)	昭和14年(1939)	昭和23年(1948)	昭和32年(1957)	昭和41年(1966)	昭和50年(1975)	昭和59年(1984)	平成5年(1993)	平成14年(2002)	平成23年(2011)
八白土星 （白・茶）	大正9年(1920)	昭和4年(1929)	昭和13年(1938)	昭和22年(1947)	昭和31年(1956)	昭和40年(1965)	昭和49年(1974)	昭和58年(1983)	平成4年(1992)	平成13年(2001)	平成22年(2010)
九紫火星 （紫・赤）	大正8年(1919)	昭和3年(1928)	昭和12年(1937)	昭和21年(1946)	昭和30年(1955)	昭和39年(1964)	昭和48年(1973)	昭和57年(1982)	平成3年(1991)	平成12年(2000)	平成21年(2009)

本命星別　運気アップの食べ物

★**一白水星**の人は**白・黒色**の食べ物を（本書では黒のレシピへ■）
　白米、白菜、黒ごま、黒豆など

★**二黒土星**の人は**黒・茶色**の食べ物を（本書では黄のレシピへ■）
　ヒジキ、昆布、玄米、生姜など

★**三碧木星**の人は**青（緑）・茶色**の食べ物を（本書では青（緑）のレシピへ■）
　小松菜、青ネギ、じゃがいも、玄米など

★**四緑木星**の人は**青（緑）・茶色**の食べ物を（本書では青（緑）のレシピへ■）
　ほうれん草、ニラ、玄米、生姜など

★**五黄土星**の人は**黄・茶色**の食べ物を（本書では黄のレシピへ■）
　とうもろこし、玄米、生姜など

★**六白金星**の人は**白・黄色**の食べ物を（本書では白のレシピへ■）
　白米、白ネギ、黄パプリカ、カボチャなど

★**七赤金星**の人は**赤・黄色**の食べ物を（本書では白のレシピへ■）
　トマト、人参、カボチャ、とうもろこしなど

★**八白土星**の人は**白・茶色**の食べ物を（本書では黄のレシピへ■）
　大根、白菜、玄米、じゃがいもなど

★**九紫火星**の人は**紫・赤色**の食べ物を（本書では赤のレシピへ■）
　紫キャベツ、紫芋、トマト、人参など

（注意）「青」と表記した食べ物は「緑」と考えてください。

・本書では星の色と、陰陽五行説を基にした薬膳をベースに5色のレシピを
　考案しています。
・たくさんの色の食材が入る場合、色の判断はどれをとっても大丈夫です。

5つの星別、気をつけること＆おすすめ食材

三碧木星　四緑木星・・・・木星　　六白金星　七赤金星・・・・金星
九紫火星・・・・・・・・火星　　一白水星・・・・・・・・水星
二黒土星　五黄土星　八白土星・・・・土星

木星の人
養生法
木星の人は陰陽五行説では、とくに「肝」「胆」「筋」「目」と関わりがあり、不調が出やすいと考えます。身体は丈夫な方ですが、ストレスに弱いところがあります。生活の中に運動を取り入れて、ストレスからくる精神面の不調、過労からくる肝機能障害、更年期障害、逆流性食道炎などに気をつけましょう。とくに生理前や更年期の時などイライラしやすいので注意が必要。お香を焚いたり、ハーブティーを飲んだり、自分にあったストレス解消法をみつけましょう。気分転換が大事です。

おすすめ食材
ニラ、小松菜、シソ、三つ葉、青ネギ、セロリ、ほうれん草、じゃがいも、玄米、生姜、梅　干し、レモン

火星の人
養生法
火星の人は陰陽五行説では、とくに「心」「小腸」「脈」「舌」と関わりがあり、不調が出やすいと考えます。
体力はあるのですが、循環器系に不調が出やすいのもこの星の特徴です。高血圧、低血圧、心臓病、動悸、息切れ、心筋梗塞、動脈硬化、舌炎などに注意しましょう。気功がおすすめ。

おすすめ食材
紫キャベツ、紫芋、トマト、人参、ゴーヤー、タケノコ、らっきょう、パセリ、ウド、セリ、ヨモギ、ゆりね、ウコン

土星の人
養生法
土星の人は陰陽五行説では、とくに「脾」「胃」「肉」「口」と関わりがあり、不調が出やすいと考えます。胃腸などの消化器系に不調が出やすいタイプです。

食べることが大好きで、食に関心が強い人が多いです。食べ過ぎて胃の不調やストレスで胃痛になることも。胃腸の調子が悪くなると、口臭、口内炎や口角炎、歯周病などの口のトラブルも発生します。むくみや冷えの予防、便秘を防ぎ、お腹の調子をととのえることを意識しましょう。ウォーキングやランニングがおすすめです。

おすすめ食材

とうもろこし、じゃがいも、大根、白菜、玄米、小豆、大豆、冬瓜、カボチャ、さつまいも、キャベツ、山芋

金星の人

養生法

金星の人は陰陽五行説では、とくに「肺」「大腸」「皮毛」「鼻」と関わりがあり、不調が出やすいと考えます。

肺や呼吸器系にトラブルが出やすく、呼吸器系のトラブルは、免疫力を低下させるので、アレルギーやアトピー性皮膚炎などの症状が出やすいです。風邪を引きやすい人もこのタイプに多いようです。この星の人は、喘息、花粉症、蓄膿症、扁桃腺炎、皮膚病、痔に注意。スイミングや水中ウォーキングがおすすめ。

おすすめ食材

白ネギ、生姜、唐辛子、黄パプリカ、カボチャ、春菊、水菜、トマト、人参、とうもろこし、白米

水星の人

養生法

水星の人は陰陽五行説では、とくに「腎」「膀胱」「骨」「耳」と関わりがあり、不調が出やすいと考えます。泌尿器系にトラブルが出やすい。また、寒さに弱く冷えやすい体質で下痢をおこしやすいです。冷たい物の食べ過ぎ、飲み過ぎには注意が必要。冬場の寒さによる冷え、夏場のクーラーによる冷えに注意して過ごしましょう。甲状腺ホルモンや内分泌系の病気、子宮の病気、膀胱炎、耳鳴り、難聴、メニエール病、腰痛に注意。

温泉やホットヨガなどおすすめ。

おすすめ食材

アサリ、サバ、イワシ、サンマ、山芋、くるみ、栗、白米、白菜、落花生、黒豆、黒ごま、のり、昆布

運気アップのための6か条

1 姿勢よくする！
運気をよくするには、姿勢も大事。歩くとき座っているとき、背筋を伸ばして！
歩くときは、目線を自分の目の高さより高いところにおきましょう。そして、普段、口をぽか～んと開けていませんか？　口を閉じるようにしましょう。

2 整理整頓する！
仕事机のまわり、勉強机のまわり、パソコンのまわり、冷蔵庫の中など、整理整頓に努めましょう。綺麗に片付いていると気の流れがよくなり、運気もアップ。

3 和食を食べる！
身土不二（しんどふじ）を大切にする。身土不二とは自分が生まれた地域の作物を食べること。東洋人には"米"。"米"を食べましょう。そうすることで、気力・体力・運気アップ！

4 体を冷やさない！
体が冷えると気の流れ、血の流れ、体内を流れる水分の流れも悪くなり、物事を悪い方へと考えるようになります。忙しくても、シャワーだけで済ませるのではなく、浴槽に浸かる習慣を！
また、食材には体を冷やす物（陰）、体を温める物（陽）、どちらでもない物（平）があります。冷え症の方は、体を冷やす物（陰）は控えめに。

5 睡眠時間を規則正しく！
決まった時間に睡眠をとることは大事です。夜勤がある仕事の方は、難しいことでしょうが……。でも、知っておいて欲しいです。PM10:00～AM2:00 この4時間は寝るように！この時間帯にどれだけ睡眠が取れるか大事です。この時間に寝ることは、脳や体、内臓の疲れをとるのに最も重要です。

6 「赤いくじら」を大事に！

あ せらず	焦らず、自分は自分！　人と比べず、マイペースで！	
か っとならず	かっとならないで！　短気は損気。	
い ばらず	人よりちょっと優れたからといって威張らない！本当に凄い人は腰が低いのです。	
く さらず	自分が思っている通り事が進まなくてもくさらないで。世の中は、自分が思っている通りにいくことの方が少ないそう思って根性をだしましょう。	
じ ぶんをほめて	頑張っている自分、耐えている自分をほめてあげましょう。	
ら くをする	怠けることではなく、少し手を抜くことです。気持ちにゆとりをもち、肩の力をぬいて。	

陰陽説と五行説

陰陽説とは？

起源は中国で、はじまりは紀元前1000年前後と言われています。
陰陽説は古代中国の占術のもとになるものです。
自然界をはじめ、宇宙すべてのものを「陰」と「陽」の2つでとらえます。
この「陰」と「陽」の相対する気から世界は成り立ち、この陰陽のバランスがとても大事だという考え方です。
陰陽説は、多くの食事療法や伝統医学の基礎となっています。

五行説とは？

「五行学説」ともいい、古代中国から存在する考え方です。自然界に存在する全てのものを、木・火・土・金・水の5種類に分けてとらえ、それらは影響を与え合いながら変化・循環するという自然の成り立ちの思想です。
森羅万象の象徴である木・火・土・金・水には、良い影響を与え合う相生と、力を弱め合う相克の2つの関係性があります。
この五行説は、多くの食事療法や伝統医学の基礎となっています。
九星を陰陽五行説で表すと、

　　　一白は水（黒）
　　　二黒は土（黄）
　　　三碧は木（青〈緑〉）
　　　四緑は木（青〈緑〉）
　　　五黄は土（黄）
　　　六白は金（白）
　　　七赤は金（白）
　　　八白は土（黄）
　　　九紫は火（赤）

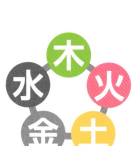

となります。
本書では、生まれた年から導きだせる「本命星」に合う色を紹介しています。
九星気学はかなり奥が深く、なかなか覚えるのが難しいものです。興味をもたれた方は、本書をきっかけに、さらに学んでいただければ幸いです。

旬の食べ物を知って！食べて！さらに元気に！

旬の食材は美味しいだけでなく、自然のエネルギーも豊富で、最も身体に良いとされています。そのほんの一部を紹介します。

春 が旬の食べ物

いちご、いよかん、ザボン、はっさく、デコポン、清見オレンジ、キウイフルーツ、三つ葉、玉ネギ、ウド、キャベツ、パセリ、よもぎ、セロリ、タケノコ、ニラ、ふき、イカナゴ、ヒジキ、わかめ、サワラ、シラウオ、アサリ、鯛、ニシン、メバル、ホタルイカ

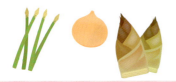

夏 が旬の食べ物

あんず、梅、マンゴー、さくらんぼ、すいか、ビワ、ぶどう、メロン、桃、ブルーベリー、うり、枝豆、オクラ、胡瓜、ズッキーニ、しそ、とうもろこし、ナス、トマト、ピーマン、レタス、イカ、タコ、穴子、カツオ、ハモ、エビ、ドジョウ、イサキ、イワシ、カジキマグロ、マグロ

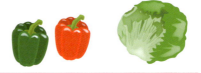

冬 が旬の食べ物

温州みかん、ゆず、柿、西洋ナシ、きんかん、ぶんたん、山芋、豆腐、ブロッコリー、かぶ、カリフラワー、くわい、ゆりね、春菊、大根、白ネギ、ほうれん草、小松菜、アンコウ、ハマチ、金目鯛、コノシロ、サワラ、タラコ、ヒラメ、フグ、ブリ、シシャモ

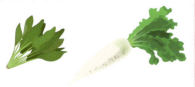

秋 が旬の食べ物

いちじく、柿、レモン、栗、ザクロ、梨、ぶどう、リンゴ、花梨、アケビ、黒米、ごま、黒豆、大豆、カボチャ、キクラゲ、ぎんなん、さつまいも、里芋、椎茸、しめじ、えのき、じゃがいも、人参、生姜、ごぼう、蓮根、そば粉、サケ、イクラ、サバ、サンマ、シラス、タチウオ

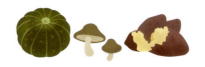

食べ物の性質を知り、上手に取り入れましょう

　食べ物には、身体を温める温熱性（陽）と身体を冷やす寒涼性（陰）そして、そのどちらでもない平性（陰陽バランスとれたもの）のものがあります。
　細かくは、熱・温・平・涼・寒の5つに分けられますが、この本では分かりやすく、覚えやすくするために、温熱性、寒涼性、平性の3つに分けて紹介します。

温熱性の食べ物	この食材を食べると身体がポカポカしてきます。冷え症の方や血行不良の方におすすめ。
穀類	インディカ米、高キビ、米麹、紅麹、もち米
豆類・芋類	インゲン豆、納豆
野菜・果物類	カブ、カボチャ、唐辛子、生姜、高菜、玉ネギ、菜の花、ニンニク、ニラ、白ネギ、しそ、パセリ、舞茸、バジル、らっきょう、よもぎ、小松菜、パセリ、青ネギ、高麗人参
魚肉類	赤貝、アジ、鮎、イワシ、エビ、サケ、シシャモ、ニシン、フグ、ブリ、マグロ、鯛、牛すじ、キジ、クジラ、熊肉、鹿肉、鶏肉、鶏レバー、羊肉、豚レバー
種実類他	えごま、栗、くるみ、松の実、ナツメ、黒砂糖、シナモン、甘酒、酒粕、わさび、味噌、こしょう、七味唐辛子、コチュジャン、サラダ油、オレガノ

寒涼性の食べ物	この食材を食べると身体の中から冷えてきます。ほてり症や暑がりの方におすすめ。
穀類	赤米、アマランサス、あわ、大麦、はと麦、そば、小麦
豆類・芋類	豆腐、緑豆、こんにゃく
野菜・果物類	アスパラガス、アロエ、胡瓜、空心菜、クレソン、ごぼう、しめじ、ズッキーニ、くず、セリ、ぜんまい、タケノコ、タラの芽、チシャ、冬瓜、トマト、ナス、苦瓜、大根、ゆず、オレンジ、マンゴー、セロリ
魚肉類	アサリ、ウニ、カニ、昆布、シジミ、タコ、ヒジキ、ハモ、もずく、わかめ、合鴨肉、牛タン、馬肉、鴨レバー、豚皮
種実類他	ケシの実、ヒシの実、寒天、ウーロン茶、食塩、オイスターソース、ごま油、バター

平性の食べ物	温めも冷やしもしない食材なので、性質はおだやか。ほとんどの方におすすめ。全食材の70％が平性。
穀類	うるち米、キビ、黒米、玄米
豆類・芋類	小豆、黒豆、大豆、豆乳、ひよこ豆、湯葉、さつまいも、里芋、じゃがいも、タピオカ、長芋、おから
野菜・果物類	枝豆、えのき、エリンギ、オクラ、カリフラワー、黒キクラゲ、キャベツ、椎茸、さやいんげん、春菊、空豆、青梗菜、とうもろこし、人参、白菜、ピーマン、三つ葉、ブロッコリー、蓮根、大豆もやし、レモン、リンゴ
魚肉類	アワビ、イカ、ウナギ、オコゼ、カキ、サザエ、シタビラメ、スズキ、タチウオ、イノシシ、牛肉、牛レバー、鴨肉、豚肉、豚足、鶏卵、たらこ
種実類他	アーモンド、カシューナッツ、カボチャの種、銀杏、黒ごま、白ごま、ナツメ、ヘーゼルナッツ、蓮の実、ひまわりの種、落花生、牛乳、ヨーグルト、チーズ、ココア、クコの実、梅、ココナッツミルク、蜂蜜、ローリエ、オリーブオイル

セルフケアに役立つ！五行説

薬膳のベースになっている五行説では、季節を春・夏・長夏・秋・冬の**五季**と考えます。食材の味は、酸・苦・甘・辛・鹹の5つと考えます。これが**五味**です。肝・心・脾・肺・腎を**五臓**と考え、胆・小腸・胃・大腸・膀胱を**五腑**としています。それぞれは経絡で繋がり、五味とも関わりがあります。

経絡とは中医学の考えで、気や血が循環する通り道をいい、全身にくまなく張り巡らされています。

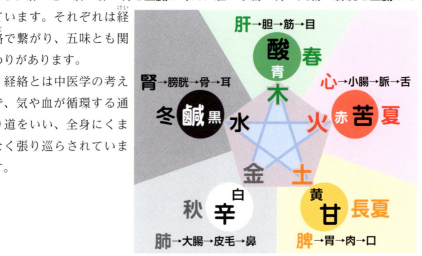

五味の働きと五臓の関係

酸味(さん)
収斂(しゅうれん)作用があります。汗の出過ぎや頻尿を抑えます。酸味は肝・胆と関わり、肝機能の改善、目の疲れ、血液循環や情緒の安定を司ります。摂りすぎると、胃腸を弱め胃痛の原因になることも。

〈酸味のあるもの〉梅干し、レモン、キウイフルーツ、グレープフルーツなど

苦味(く)
解毒作用があります。体の余分な熱や水分を取り除きます。苦味は心・小腸と関わり、心臓の働きを助け、気や血を巡らせ、意識や精神の安定をもたらします。摂りすぎると、お肌の乾燥につながり、小じわも出来やすくなる。

〈苦味のあるもの〉苦瓜、タケノコ、ふき、ふきのとう、タラの芽、らっきょう、よもぎなど

甘味(かん)
滋養作用があります。痛み、緊張、痙攣(けいれん)を鎮めます。甘味は脾・胃と関わり、食物の消化と営養の吸収や、水分代謝とも関わります。摂りすぎると、体が重だるくなり、髪のトラブルもおきる。

〈甘味のあるもの〉さつまいも、じゃがいも、里芋、人参、カボチャ、蓮根、白米など

辛味(しん)
発散作用があります。気と血の巡りをよくします。辛味は肺・大腸と関わり、発散や発汗を促し、水分代謝にも関わります。摂りすぎると、汗や気を発散しすぎて便秘になったりします。

〈辛味のあるもの〉生姜、白ネギ、青ネギ、唐辛子、大根など

鹹味(かん)
軟堅作用があります。腫れものやしこり、筋肉のこわばりを柔らかくします。鹹味は腎・膀胱と関わり、水分代謝の調節、成長・発育・老衰と関わります。摂りすぎると、血液が粘り、血行が悪くなります。

〈鹹味のあるもの〉昆布、わかめ、アサリ、カキ、イカ、エビなど

五味の働きと五臓の関係

五行	木	火	土	金	水
五季	春	夏	長夏	秋	冬
五臓	肝	心	脾	肺	腎
五腑	胆	小腸	胃	大腸	膀胱
五体	筋	脈	肉	皮毛	骨
五管	目	舌	口	鼻	耳
五志	怒	喜	思	悲憂	恐驚

薬膳についてQ&A

Q 薬膳料理って薬臭いイメージがありますが…？

A 薬膳の「薬」は薬という字なので、そう思われる方が非常に多いです。方剤(漢方薬)に使用される中薬(生薬)を使用して、薬膳料理を作ることもありますが、どこのスーパーでも購入できる食材で薬膳料理を作ることができます。

Q 冷え症ですが、トマトや胡瓜が大好きです。どうすればよいですか？

A どうしても食べたいときは、組み合わせを考えればよいのです。トマトは身体を冷やす食材なので、ドレッシングに生姜や玉ネギなど温める食材をすりおろして入れたり、ニンニクで炒めたり、ワインで味付けしたり……、組み合わせ方次第で変わってきます。

Q 薬膳料理は、子どもが食べても大丈夫ですか？

A 大丈夫です。離乳食から薬膳を取り入れることができます。
まずは、新鮮な野菜をジュースや離乳食に、うるち米でお粥を作ってください。乳児・幼児・子どもすべてに言えることは、まだ成長の途中なので、身体を冷やし過ぎないようにしてください。冷やすものばかりをたくさん食べると、おねしょや下痢、嘔吐をしたりすることがあります。消化のよいものをバランスよく食べ、砂糖を使った甘い物の食べ過ぎに注意してください。薬膳で考える5味をバランスよく。ただし、苦味に関しては子どもは少しで大丈夫です。

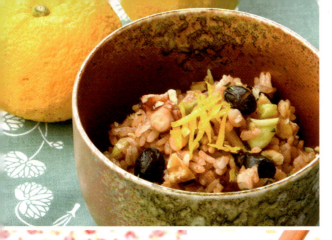
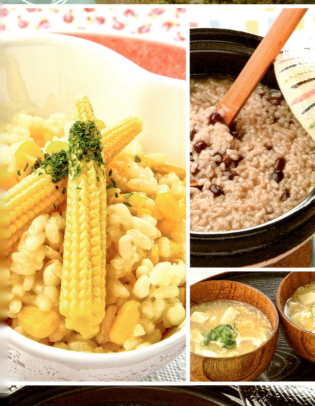
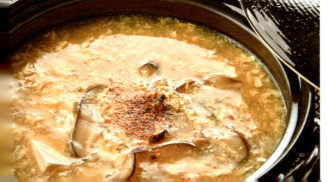

ごはん&汁物

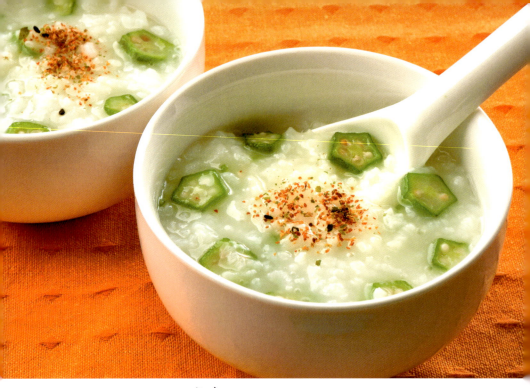

オクラのお粥

ねばねばオクラでパワー回復!

材 料(2〜3人分)
- 米 … 1/2合
- オクラ … 2本
- 水 … 800ml
- オリーブ油 … 小さじ1
- 塩 … 少々
- 七味唐辛子 … 少々

うぶ毛が気になる場合は、軽く塩もみを。

作り方
1. 米はといでザルにあげておく。
2. オクラは洗って、ヘタをとり小口切りにする。
3. 鍋に米、水、オリーブ油を入れ、ふたをして中火にかける。沸騰したら弱火にして、ふたを少しずらして、時々混ぜながら約20分火にかける。
4. オクラを加え2分ほど煮て、塩で味を調え盛り、七味唐辛子を飾る。

精米技術が良くなっているので汚れを優しく洗い流す感じです。

辛味が苦手な方は味噌でもOK。

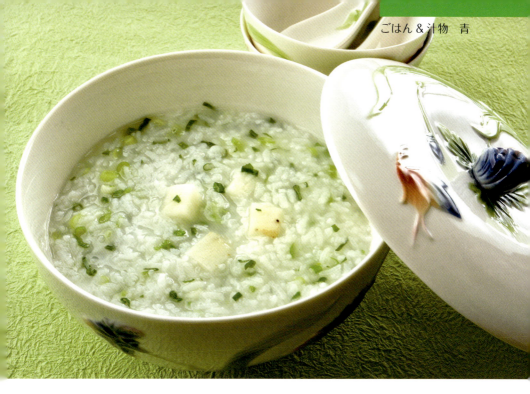

長芋と青ネギのお粥

胃腸に優しい、長芋パワー！

材　料（2〜3人分）
米 … 1/2合
長芋 … 50g
青ネギ … 2本
水 … 800ml

長芋は老化防止や動脈硬化の予防に。

作り方
1. 米はといでザルにあげておく。
2. 長芋は皮をむいて1cm角に切り、青ネギは小口切りにする。

  きれいに洗えば皮付きのままでもOK。

3. 鍋に米、水を入れて中火にかける。沸騰したら弱火にしてふたを少しずらす。
4. できあがる約5分前に長芋と青ネギを加える。

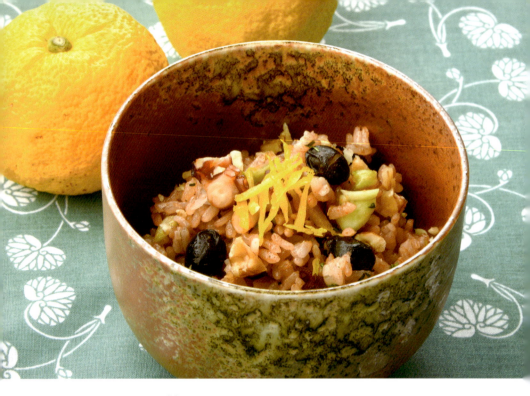

チンゲン菜のごはん

ピリ辛タコ入り！ ゆっくり噛んで、エネルギー充電

材 料（2～3人分）

- 米 … 1合
- 水 … 200ml
- 黒豆 … 20g 〈くるみは小さく刻んでおく〉
- タコ … 40g
- A ┌ 醤油 … 小さじ
  ├ コチュジャン … 小さじ1
  └ くるみ … 少々
- チンゲン菜 … 1/2株
- 塩 … 少々
- コチュジャン … 小さじ1
- 醤油 … 小さじ1
- ゆず（あれば）

タコは疲労回復や産後の回復、授乳中の人におすすめ。

辛いのが苦手な人は省いてもOK。

冷え症や下痢をしやすい人は生姜のすりおろしを加えてもよい。

作り方

1. 米はといでザルにあげておく。黒豆は中火で乾煎りする。タコは小さく切り、Aに浸けておく。
2. チンゲン菜は洗ってみじん切りにし、塩少々で塩もみする。2、3分したら絞って水気をきる。
3. 炊飯器に米、黒豆、水を入れ普通に炊く。炊き上がったら、2、タコ、コチュジャン、醤油を加えて混ぜ、2分ほど蒸らす。
4. 茶碗に盛り、あればゆずの千切りをのせる。

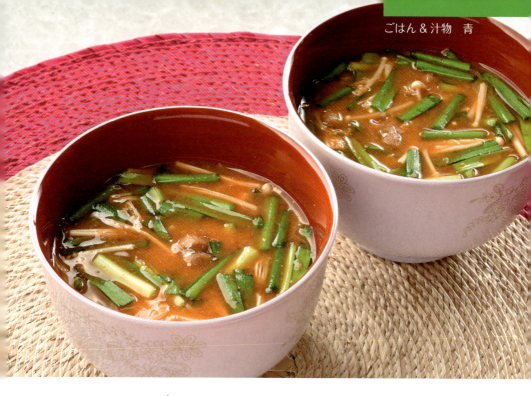

ニラと納豆のチゲ

納豆好きにはたまらない一品

材　料（2人分）

だし汁 … 400ml

A ┌ ニンニクのすりおろし … 小さじ1/2
　├ 味噌 … 大さじ2
　├ コチュジャン … 大さじ1
　└ 粉唐辛子 … 小さじ1

えのき茸 … 1/2袋
ニラ … 1/3束
納豆 … 2パック

作り方

1　鍋にだし汁400mlを入れて中火にかけ、煮立ったらAで調味する。
2　えのきは石づきを除き、半分の長さに切る。ニラは洗って3cm長さに切る。
3　1に2、納豆を加え、さっと煮る。

刻み納豆、小粒納豆、大粒納豆、お好みの納豆でどうぞ。

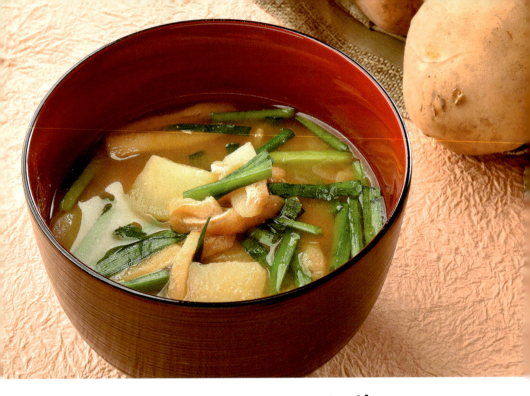

ニラとじゃがいもの味噌汁

血の流れをよくするニラで素肌美人に

材　料(2人分)
じゃがいも … 80g
油揚げ … 1/2枚
だし汁 … 400ml
ニラ … 1/4束
味噌 … 大さじ2

油抜き不要の油揚げを使うと時短に。

作り方
1 じゃがいもは皮をむいて、小さめの乱切りにし、油揚げは油抜きし縦半分に切ってから細切りにする。ニラは3㎝長さに切る。
2 鍋にだし汁を入れ、じゃがいもを加えて軟らかくなるまで煮る。
3 油揚げ、ニラ、味噌を溶き入れ、ひと煮立ちしたら火を止める。

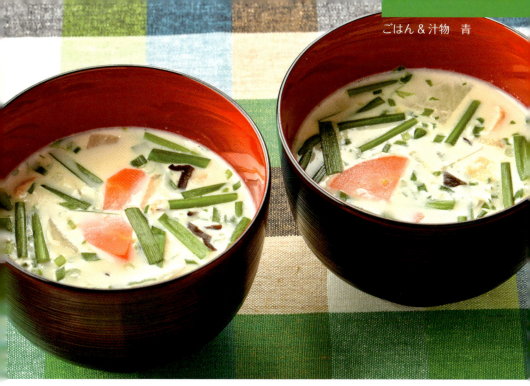

生姜入り豆乳味噌汁

5色の入った味噌汁で、パワーアップ！

材料（2人分）

生姜 … 1かけ（15g）
大根 … 30g
人参 … 30g
油揚げ … 1/3枚
ニラ … 1/3束
青ネギ … 1本
キクラゲ（乾燥） … 3g
だし汁 … 200ml
豆乳 … 100ml
味噌 … 大さじ1/2

キクラゲはめまい、目の疲れ、老化防止に。生食はNG

油抜き不要の油揚げを使うと時短に。

作り方

1. 生姜は洗って皮付きのまま千切りにし、大根と人参は3mm厚さのイチョウ切りにする。油揚げは油抜きをして半分に切り、短冊切りにする。
2. 洗ったニラは3cm長さ、青ネギは小口切り、キクラゲは水で戻して千切りにしておく。
3. 鍋にだし汁、生姜、大根、人参、キクラゲ、油揚げを入れて火にかける。
4. 人参が軟らかくなったら豆乳を加えて温め、味噌を溶き入れる。最後にニラと青ネギを入れる。

小豆のお粥

砂糖不使用のゆで小豆を使って時短可能！

材　料（2〜3人分）
米 … 1/4カップ
小豆 … 大さじ1
水 … 800ml
塩 … 少々

> 小豆は縄文時代から食べられてきました。

> 砂糖不使用のゆで小豆を使うと便利。

作り方

1. 米はといでザルにあげておく。小豆を水（分量外）で、軟らかくなるまで茹でる。
2. 鍋に米、水を入れふたをして中火で煮る。沸騰してきたら弱火にし、茹でた小豆を入れ、ふたをずらしてさらに約15〜20分ほど煮る。好みで塩を入れて味を整える。

クコの実のお粥

スマホやパソコンをよく使う方におすすめ

材　料（2〜3人分）
米 … 1/2カップ
水 … 800ml
クコの実 … 6g

> 足腰のだるさ、視力減退や白髪予防に。妊婦・授乳婦は摂らない方が。

作り方

1. 米はといでザルにあげておく。米と水を鍋に入れて、ふたをして中火にかける。
2. 沸騰してきたら、弱火にしてふたをずらしておく。鍋底につかないよう途中数回混ぜ、弱火で約20分煮る。クコの実を加えて、さらに3分煮る。

> 「ゴジベリー」という名で売っている場合もあります。

ごはん＆汁物　赤

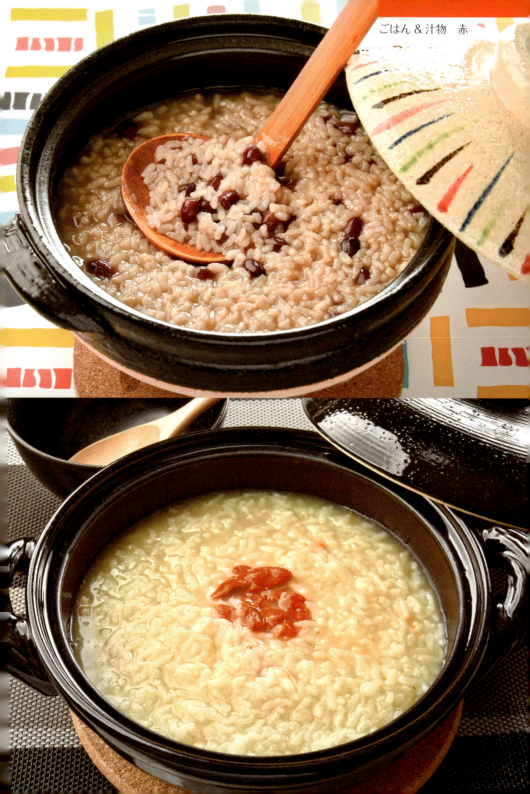

キムチチャーハン

白菜キムチの分量でお好みの辛さに

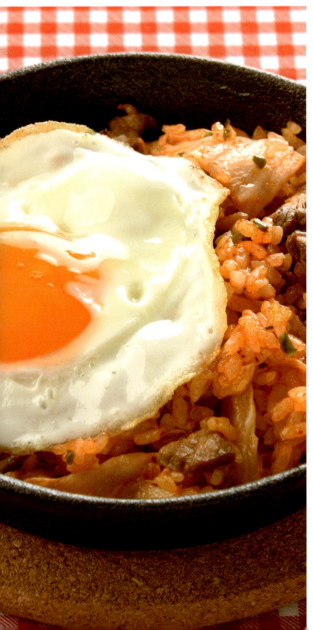

材料（2人分）

牛肉 … 30g
焼き肉ダレ … 小さじ1 ← 甘口、中辛、辛口、お好みで。
玉ネギ … 1/4個
ピーマン … 1/2個
白菜キムチ … 80g
ごま油 … 大さじ2
ごはん … 茶碗2杯分
砂糖 … 少々
コチュジャン … 小さじ1 ← 辛党の人は小さじ2でも可。
卵 … 1個

作り方

1. 牛肉は細かく切り、焼き肉ダレと和えておく。
2. 玉ネギとピーマンはみじん切りにし、白菜キムチは食べやすい大きさに切る。
3. フライパンにごま油を熱し、牛肉を炒め、色が変わったら白菜キムチを入れ炒め、玉ネギとピーマンも加えて炒める。
4. 3にごはんを加え、味を見ながら砂糖少々とコチュジャンを加えてよく炒め皿に盛る。
5. 4の上に目玉焼きをのせる。

ごはん＆汁物　赤

材　料（2人分）

トマトジュース（無塩）
　… 200ml
水 … 100ml
固形スープの素（チキン）
　… 1個
ハム … 2枚
ピザ用チーズ … 大さじ1

作り方
1　鍋にトマトジュース、水、固形スープの素とハムを1cm角に切って加え火にかける。
2　1が煮立ったらチーズを入れて火をとめ、器に盛る。
3　ドライパセリを散らす。

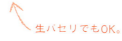
生パセリでもOK。

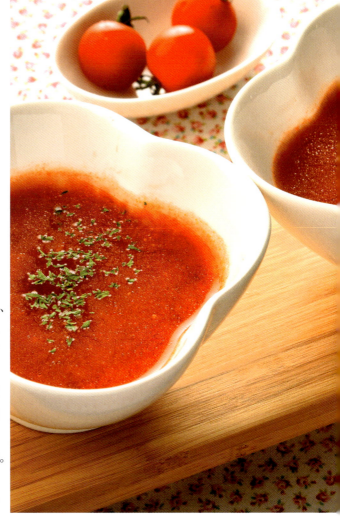

トマトのチーズスープ
気力ダウンでも料理をしなきゃ！ そんな時に助かります

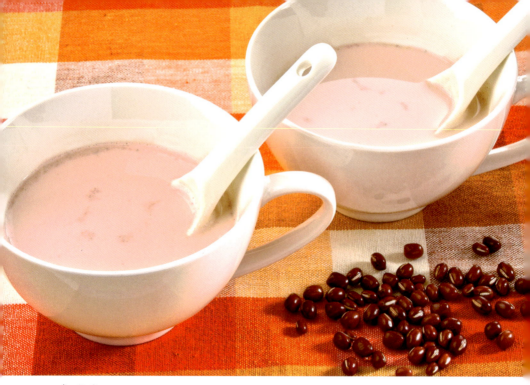

小豆のポタージュ

むくみ解消！ 小豆でデトックス

材　料（2人分）

小豆（乾燥）… 50g
牛乳 … 300ml
砂糖 … 小さじ1/2
塩 … 少々

> むくみ、慢性的な皮膚のかゆみ、胃もたれの人におすすめ。

作り方

1. 小豆は洗い、たっぷりの水（分量外）が入った鍋に入れて、強火にかける。沸騰したら弱火にし、軟らかくなるまで煮る。途中で水が少なくなったら足す。
2. 軟らかく煮上がった小豆と半量の牛乳を一緒にミキサーにかける。残りの牛乳で好みの濃さにのばし、砂糖と塩で味を調える。

砂糖不使用のゆで小豆を使うと便利。

ごはん＆汁物　赤

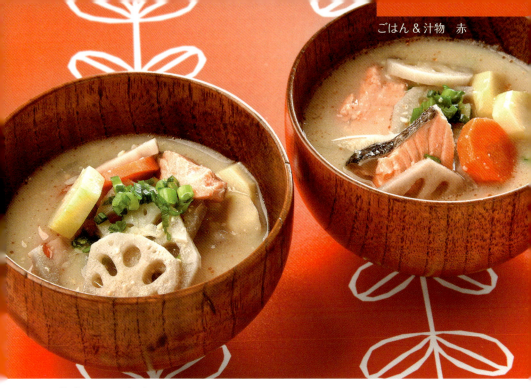

鮭の粕汁

5色そろった簡単粕汁で元気回復！

鮭の語源は、アイヌ語で「夏」を意味する「シャク」とも。

材　料（2〜3人分）

- 塩鮭（甘塩）… 1切（約70g）
- 里芋 … 2個（80g）
- 人参 … 1/2本（50g）
- 蓮根 … 100g
- 青ネギ … 1本
- 酒粕 … 50g
- A
  - 酒 … 大さじ1
  - だし汁 … 50ml
- だし汁 … 450ml
- B
  - 味噌 … 大さじ1 1/2
  - みりん … 大さじ1
  - 醤油 … 小さじ1

作り方

1. 鮭はさっと湯通しして冷水にとり、うろこを取る。水気をふいて、一口大に切る。
2. 里芋は皮をむき、5mm厚さの輪切りにする。
3. 人参は3mm厚さの輪切り、蓮根は皮をむいて3mm厚さの半月切り、青ネギは小口切りにする。
4. 酒粕はAに浸してふやかし、なめらかにしておく。
5. 鍋にだし汁、人参、蓮根を入れて中火にかけ、煮立ったら弱火にして少し煮る。里芋を加えて、軟らかくなるまで煮る。
6. 5に鮭を加えて火を通し、4の酒粕を加えて軽く煮る。Bを加えて味を調え、青ネギを散らす。

ズッキーニと卵のお粥

好みで"ごま塩"や"もろみ"と一緒に

材料（2〜3人分）
米 … 1/2カップ
水 … 800ml
ズッキーニ … 1/2本
卵 … 1個

> ペポかぼちゃの仲間。のどの渇き、からぜき、イライラに。

作り方
1. 米はといでザルにあげておく。鍋に米、水を入れ、ふたをして中火にかける。沸騰したらふたをずらして弱火にする。
2. ズッキーニを3mm厚さのイチョウ切りにして、お粥ができあがる5分前に入れる。
3. 火を止める直前に、卵を溶いて入れる。

細いズッキーニは輪切りに。

とうもろこしとはと麦のリゾット

とうもろこしの優しい味にホッとします

材料（2〜3人分）
米 … 1/2合
はと麦 … 10g
オリーブオイル … 小さじ1
とうもろこし（ホールカーネル） … 100g
鶏ガラスープ … 300cc
塩・こしょう … 少々
ドライパセリ … 少々
ヤングコーン（あれば） … 少々

> 食欲不振、疲労、むくみ、排尿困難の人に。

> 美肌や疲労回復に。

作り方
1. 米はといでザルにあげておく。はと麦はあらかじめ軟らかく茹でておく。
2. 鍋にオリーブオイルを入れ、とうもろこし、はと麦、米を炒める。
3. 2に鶏ガラスープ、塩、こしょうを加え煮る。
4. 米が軟らかくなったら、器に盛り、あればヤングコーンを飾る。ドライパセリをふる。

粒を芯からはずしたもの。缶や冷凍が便利。

生パセリのみじん切りでもOK。

ごはん＆汁物　黄

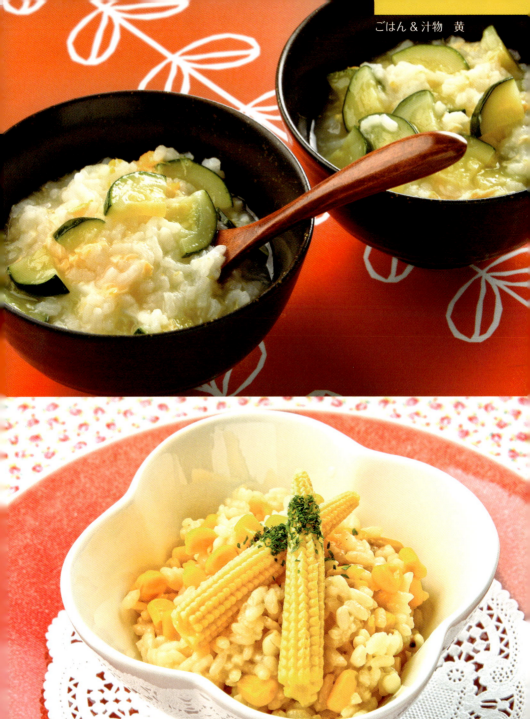

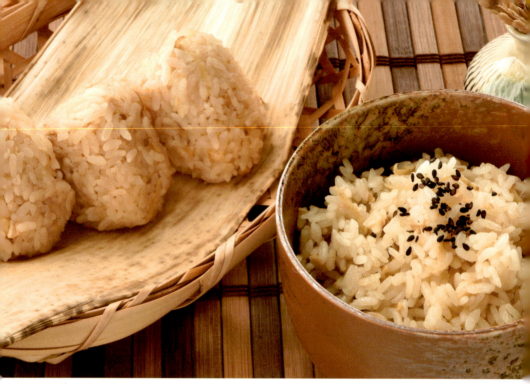

生姜ごはん

具材を加えて炊くだけ！ 体の中からポカポカに

材　料（2〜3人分）
- 米 … 1合
- 油揚げ … 1/4枚
- 生姜 … 1片（15g）
- A
  - だし汁 … 200ml
  - 酒 … 大さじ1
  - 醤油 … 小さじ1
  - 塩 … 小さじ1/2
- 黒ごま … 少々

インドでは紀元前3000〜5000年前から保存食や医薬品として使われてきました。

作り方

1. 米はといでザルにあげておく。油揚げは油抜きして、みじん切りにする。
2. 生姜は洗って皮付きのまま、長さ2㎝の千切りにする。　皮付きのまま使って。
3. 炊飯器に米、油揚げ、生姜、Aを加えて普通に炊く。
4. 茶碗に盛り、黒ごまを飾る。

おにぎりにして、お弁当にもどうぞ。

ごはん＆汁物　黄

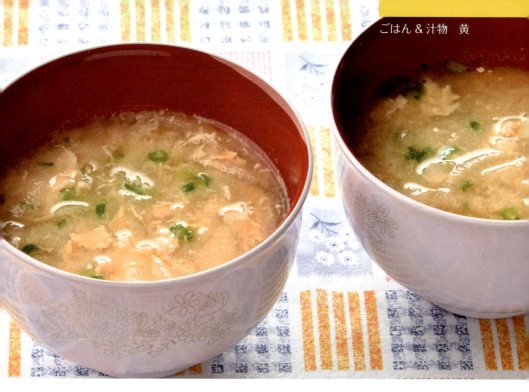

かき玉味噌汁

玉ネギのやさしい甘味に癒されます

材　料（2〜3人分）

玉ネギ … 1/2個
卵 … 1個
サラダ油 … 小さじ1
だし汁 … 450ml
味噌 … 大さじ1強
青ネギ … 1本

昔は「葱頭」と書いてたまねぎと読んでいたそうです。

作り方

1　玉ネギは薄切りにする。卵は器に割って溶きほぐす。
2　鍋にサラダ油を熱して玉ネギを炒める。
3　玉ネギが透き通ったら、だし汁を加えて煮立て、味噌を溶き入れ、卵を回し入れる。
4　青ネギの小口切りを入れる。

炒めると甘みがアップ。

さつまいもスープ

整腸作用が望めるさつまいも＆牛乳で美肌に

> 胃腸が弱い、無気力、疲れ、便秘、母乳が少ない人に。

材　料（2～3人分）

さつまいも … 100g
玉ネギ … 1/4個
白ネギ … 10cm
水 … 200cc
固形スープの素（チキン）
　… 1個
牛乳 … 200ml
塩 … 少々
こしょう … 少々
ドライパセリ … 少々
七味唐辛子 … 少々

作り方

1. さつまいもは皮をむいて薄く切り、玉ネギ、白ネギ、水、固形スープの素を加えて材料が軟らかくなるまで煮込む。
2. 1に牛乳を加えてミキサーにかける。
3. 塩、こしょうで味をつけ、好みでドライパセリや七味唐辛子をふる。

ごはん＆汁物　黄

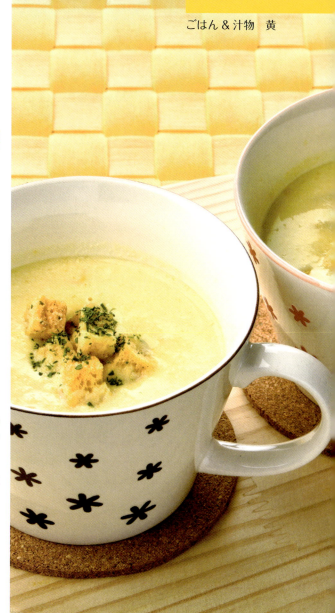

> 食欲がない、便秘、むくみ、喘息、母乳の少ない人に。

材　料（2〜3人分）

豆腐（絹ごし）… 1/2丁
とうもろこし缶詰（クリーム）
　… 200g
牛乳 … 200ml
固形スープの素（チキン）
　… 1個
塩 … 適当
クルトン … 適量
ドライパセリ … 少々

作り方

1. 鍋に水を切った豆腐ととうもろこし（クリーム）を入れよく混ぜ、牛乳と固形スープの素を砕き入れ、火にかける。
2. 温まったら味をみて塩で味を調える。
3. 器に入れ、クルトンとドライパセリを飾る。

> お好みで分量より多くしてもOK。

豆腐入りコーンスープ

超かんたん！ 超時短！ 疲れた時に超おすすめ！

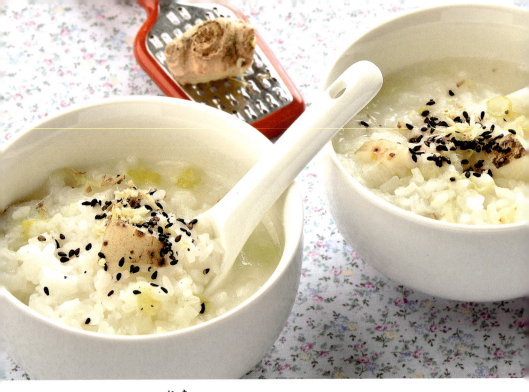

長芋のお粥

長芋はきれいに洗えば、皮付きでOK！

材　料（2〜3人分）
米 … 1/3カップ（50g）
長芋 … 30g
水 … 600ml
サラダ油 … 小さじ1
白ネギ … 1/2本
黒ごま … 少々
生姜 … 少々

食欲不振、嘔吐、むくみ、下痢、精神不安、イライラにはうるち米をどうぞ。

作り方

1 米はといでザルにあげておく。長芋は洗って、皮付きのまま1cm角に切る。

2 米、長芋、水、サラダ油、小口切りした白ネギを鍋に入れて、ふたをして中火にかける。

3 沸騰したら弱火にし、ふたをずらして約20分ほど煮る。

4 器に盛り、黒ごまとすりおろした生姜をのせる。

気になる人は皮をむいても。

ごはん＆汁物　白

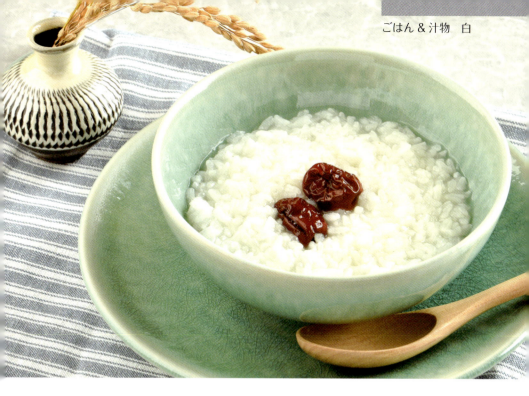

ナツメともち米のお粥

もち米を使って！ 体の中から温まりパワーアップ

材　料(2～3人分)
もち米 … 1/2カップ
水 … 800ml
ナツメ(乾燥) … 4個

脾胃虚弱、疲れやすい、めまい、下痢、頻尿、風邪を引きやすい人に。

作り方

もち米でもお粥ができます！

1. もち米はといで一度ザルにあげてから、水（分量外）に浸けておく。
2. 鍋に水を入れ沸騰したら、水をきったもち米とナツメを入れて鍋底にくっつかないようにかき混ぜ、弱火にしてふたをずらして約20～30分煮る。

蓮根と梅干しの炊き込みごはん

残ったら焼きおにぎりにすると2度美味しい

材料(2～3人分)
米 … 1合
蓮根 … 70g
梅干し(大) … 1個
油揚げ … 1/3枚
だし汁 … 約200ml
酒 … 大さじ1/2
醤油 … 大さじ1/2

> 梅は"三毒を消す"といわれます。せき、下痢、腰痛、坐骨神経痛に。生理中や産前産後は控えて。

作り方
1 米はといでザルにあげておく。

> 皮が気になる人はむいてください。

2 蓮根はきれいに洗って、皮ごと縦に4等分にしてから薄くスライスし、酢水(分量外)に2分ほど浸けた後、ザルにあげて水気をきる。梅干しは手で細かくちぎる。油揚げは油抜きし、細かく刻む。

3 炊飯器に米を入れ、1合の線より少なめにだし汁を入れる。酒、醤油を入れ、ひと混ぜし、いつもの水加減になるように残りのだし汁を加える。

4 3を上にのせ、普通に炊く。

豆腐のかき玉汁

疲れた胃腸におすすめ！三つ葉の香りで癒されます

材料(2人分)
豆腐(絹ごし) … 1/2丁
三つ葉 … 少々
だし汁 … 300ml
みりん … 大さじ1/2
塩 … 小さじ1/3
┌ 片栗粉 … 小さじ2
└ 水 … 小さじ4
卵 … 1個
生姜のしぼり汁
　… 小さじ1
七味唐辛子 … 少々

> 皮膚のかゆみ、ケガ、歯痛にも。

作り方
1 豆腐は1cm角に、三つ葉は3cm長さにザク切りにする。

2 鍋にだし汁を煮立てみりん、塩で調味し豆腐を入れてひと煮させ、水溶き片栗粉でとろみをつける。

3 溶き卵を流し入れ、生姜のしぼり汁、三つ葉を入れる。

4 器に盛り、七味唐辛子をふる。

> 一味唐辛子でもOK。

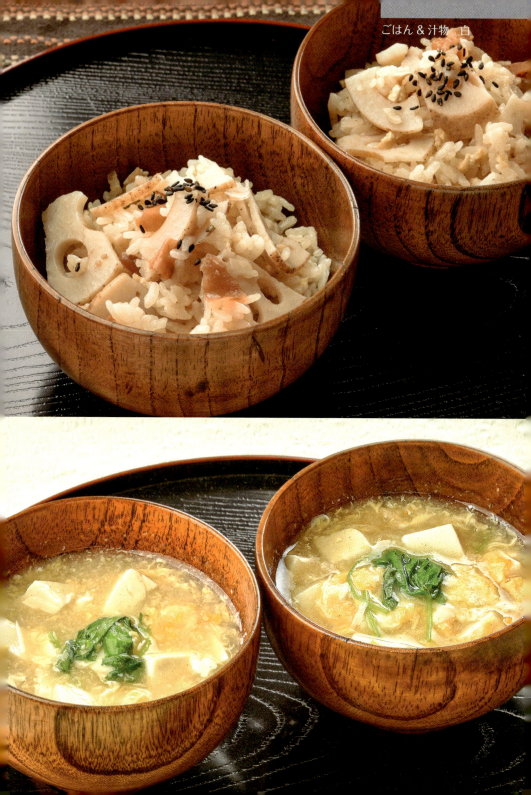

ごはん & 汁物　白

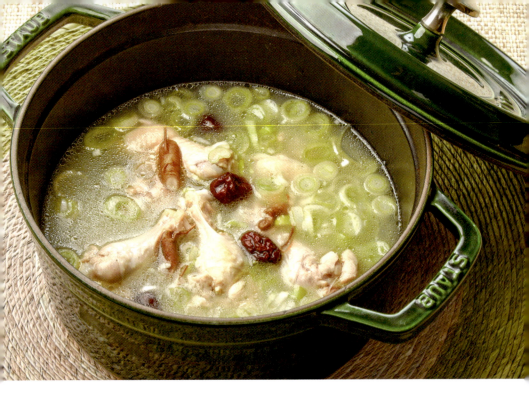

サムゲタン風スープ

気力・体力・知力アップに!

材　料(2〜3人分)

もち米 … 1/4カップ
ニンニク … 2かけ
高麗人参 … 1本
鶏手羽元 … 6本
ナツメ(乾燥) … 6個
水 … 800ml
白ネギ … 適宜
塩、こしょう … 適宜

胃腸虚弱、食欲不振、おりもの、不正出血、肌あれ、産後無乳に。

作り方

1. もち米はといで一度ザルにあげてから、15分ほど水(分量外)に浸けておく。
2. ニンニクは半分に切る。高麗人参は食べやすい大きさに切る。
3. 鍋に水をきったもち米、高麗人参、鶏手羽元、ニンニク、ナツメを入れる。水800mlを注いで中火にかける。
4. 時々混ぜながら、もち米、鶏肉が軟らかくなるまで弱火で20〜30分煮る。小口切りの白ネギを散らし、塩、こしょうする。

分量はお好みで。

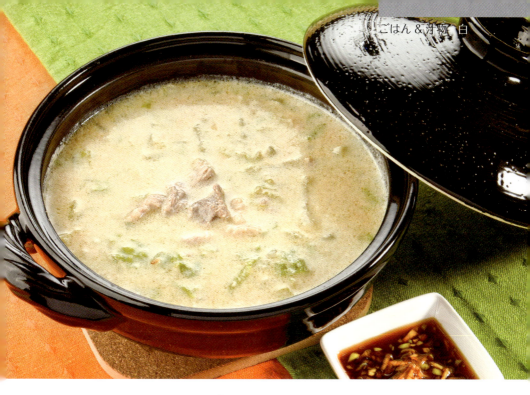

おからと豆乳のチゲ

おから、豆乳など大豆製品は更年期の強い味方！

大豆製品には女性ホルモンのエストロゲンと化学構造が似ているイソフラボンが含まれています。

材　料（2～3人分）

豚肉（薄切り）… 50g
白菜 … 130g
白ネギ … 5㎝
ごま油 … 大さじ1
だし汁 … 300ml
おから … 70g
豆乳 … 100ml
塩 … 適宜
こしょう … 適宜
A ┌ ニンニク（すりおろし）… 小さじ1
　├ 醤油 … 大さじ1
　└ 白ネギ（みじん切り）… 大さじ1
コチュジャン … 好みの量

作り方

1　豚肉、白菜は細かく刻む。白ネギは薄く斜め切りにする。

2　鍋にごま油大さじ1を中火で熱し、豚肉、白菜を入れて炒め、だし汁を加えて中火で煮る。

3　2におから、豆乳、白ネギを加え、さらに5分ほど煮る。吹きこぼれそうになったら、ふたを少しずらす。塩、こしょう少々で味を付ける。

4　3にAを入れて味を調え、器に盛る。好みでコチュジャンを入れる。

代わりに白菜キムチやラー油でも美味。

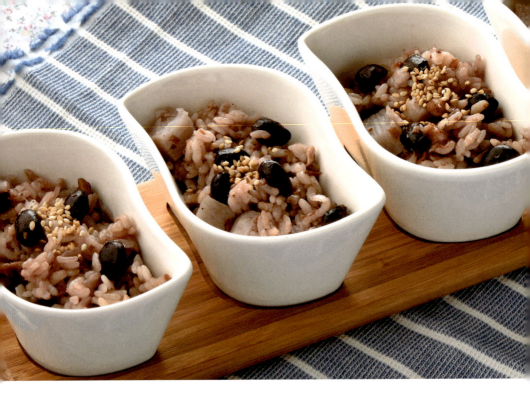

黒豆と山芋の梅ごはん
黒豆・山芋・くるみで元気回復、老化防止ごはん

材　料（2〜3人分）
- 米 … 1合
- 黒豆 … 20g
- 山芋 … 100g
- 梅干し … 1個
- だし汁 … 1合分
- 酒 … 大さじ1
- 塩 … 少々
- くるみ … 20g
- 白ごま … 少々

老化防止、視力向上、めまい、動脈硬化予防に。

作り方

1. 米はといでザルにあげておく。黒豆はから煎りし、大さじ3の水（分量外）で水分がなくなるまで火を通す。（油はひかないで。）
2. 山芋は皮をむいて1cm角切りにし、梅干しは種を除き細かく刻んでおく。
3. 炊飯器に米、だし汁、黒豆、山芋、梅干し、酒、塩、粗みじん切りにしたくるみを入れて軽く混ぜ、普通に炊く。
4. 炊き上がったら軽く混ぜ、器に盛り白ごまをのせる。

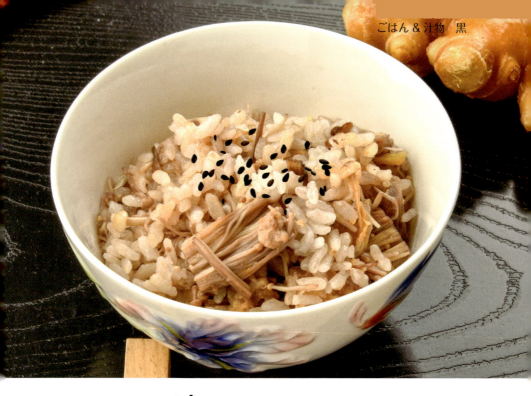

ごはん＆汁物　黒

えのきと鶏肉ごはん
冷めても美味しい混ぜごはん

材　料（2〜3人分）

米 … 1合
えのき茸 … 1袋
くるみ … 10g
鶏ひき肉 … 50g
生姜 … 1かけ
味噌 … 大さじ1
砂糖 … 小さじ1
水 … 160ml
いりごま(黒) … 適量

デトックス効果が期待でき、痰も切れやすくなります。

作り方

1　米はといでザルにあげておく。えのきは根元を切り、3㎝長さに切る。くるみは刻んでおく。

2　ボウルに鶏ひき肉を入れ、生姜の千切りと味噌、砂糖を加えて混ぜる。

3　炊飯器に米、水、えのき、くるみ、**2**をのせて、普通に炊く。

4　炊きあがったら、底から返すように全体を混ぜ、器に盛り黒ごまをのせる。

生姜は皮つきで。みじん切りでもOK。

黒米ごはん
一緒に炊くだけ！元気回復ごはん

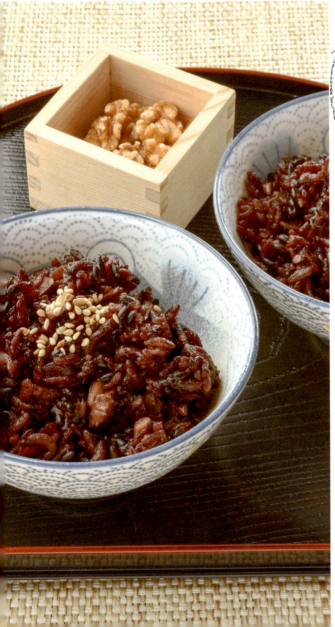

材　料（2〜3人分）
米 … 1/2カップ
黒米 … 1/3カップ
くるみ … 15g
水 … 1合弱
白ごま … 少々

> 稲の原種で、古代米の一種。白米や赤米より高い抗酸化作用があります。

作り方
1. 米はといでザルにあげておく。
2. 炊飯器に米、黒米、刻んだくるみ、水を入れて普通に炊く。
3. 炊き上がったら、器に盛り白ごまをのせる。

ごはん＆汁物　黒

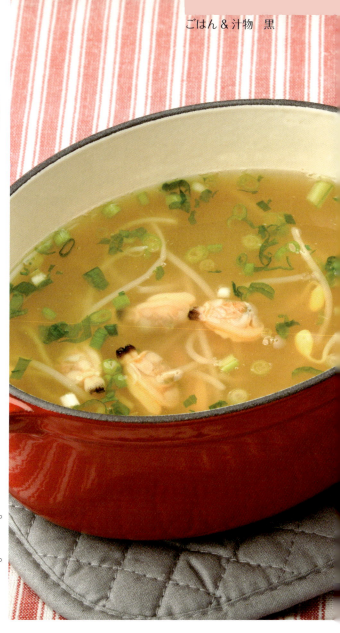

大豆もやしは気血の流れを良くします。緑豆もやしは体を冷やす食性があり、めまい、口のかわき、二日酔いに。

材　料（2〜3人分）
青ネギ … 1本
大豆もやし … 1/2袋
だし汁 … 500ml
アサリのむき身 … 30g
味噌 … 大さじ1 1/2

のどの乾燥、イライラ、口のかわき、せきに。

作り方
1　青ネギは小口切りにする。大豆もやしの根をとり、長さ5cmに切る。
2　鍋に大豆もやしとだし汁、アサリを入れてふたをし、中火にかけて煮立たせ2分間ほど煮る。
3　2に味噌を加えて火を止め、青ネギを加える。

もやしとアサリの味噌汁
冷凍アサリのむき身を使うと時短に！

わかめと桜エビのスープ

乾物を利用したかんたん！時短スープ！

材　料（2〜3人分）
水 … 450ml
桜エビ … 5g
わかめ（乾燥）… 小さじ2
ニンニク … 小さじ1/2
生姜 … 1片（15g）
塩 … 小さじ1/2
こしょう … 少々
クコの実 … 適量

作り方
1. 鍋に水、桜エビを入れて中火にかける。
2. 煮立ったら、わかめ、すりおろしたニンニク、生姜のみじん切り、塩、こしょう、クコの実を加えてひと煮する。

皮付きのままで。

冷え症の人は、ニンニク、生姜、こしょうなど体を温める食材と一緒に！

干し椎茸と豆腐のスープ

すこし酸味のきいた元気回復スープ

材　料（2〜3人分）
干し椎茸 … 2枚
豆腐（絹ごし）… 半丁
卵 … 1個
A ┌ 水 … 600ml
　└ 鶏ガラのスープ素 … 小さじ1
B ┌ 醤油 … 大さじ1
　│ 酢 … 大さじ1
　└ こしょう … 小さじ1/3
　┌ 片栗粉 … 大さじ1
　└ 水 … 大さじ2
七味唐辛子 … 少々

使う前に太陽光に当てるとGOOD!

作り方
1. 干し椎茸は水で戻し、軸を除いて細く切る。豆腐は一口大に切る。卵は割りほぐしておく。
2. 鍋に1の椎茸と豆腐、Aを入れて火にかけ、煮立ったら弱火にしてふたをして5〜6分煮る。
3. Bで味付けし、溶き卵を入れる。片栗粉を水で溶いて加え、とろみをつける。最後に七味唐辛子をふる。

脾胃虚弱、食欲不振、胃痛、不正出血、動脈硬化予防に。

ごはん＆汁物　黒

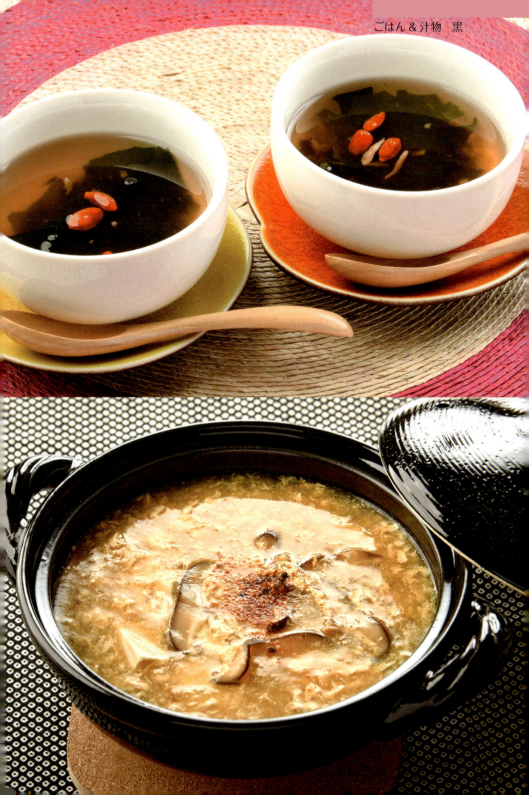

おすすめ食材 Part 1

うるち米

甘味 / 平性　脾胃の経絡に良い影響を与えます。
効能：食欲不振、嘔吐、胃部の不快感、腹部の不快感、むくみ、
　　　下痢、精神不安、イライラ、口の渇き

（米の種類）	（食味／食性）	（帰経＊）	（効能）
うるち米	甘味 / 平性	脾胃	食欲不振、嘔吐、胃部の不快感、むくみ、下痢
インディカ米	甘味 / 温性	脾胃	胃を整える、体を温める、下痢
赤米	甘味 / 涼性	脾胃肺	気を補う、血流をよくする、消化を助ける
黒米	甘味 / 平性	脾胃腎	目の疲れ、血流をよくする、老化防止
玄米	甘味 / 平性	脾胃肝腎	気を補う、むくみ、精神安定、老化防止
もち米	甘味 / 温性	脾胃肺	胃腸虚弱、めまい、下痢、疲労、風邪予防

＊影響する経絡と五臓五腑

豆乳

甘味 / 平性　脾胃大腸の経絡に良い影響を与えます。
効能：疲れた時に出るせき、喘息、のどの乾燥、便秘、
　　　尿が出にくい、むくみ、痩せ、産後の虚弱体質改善

女性ホルモンのエストロゲンと化学構造が似ているイソフラボンを含んでいます。更年期の女性にもおすすめ。
豆乳には、大豆を水に浸してすりつぶし、水を加えて煮詰めた汁をこしたそのままの"無調整豆乳"と、飲みやすい味や香りに調整した"調製豆乳"があります。
本書では無調整豆乳を使っています。

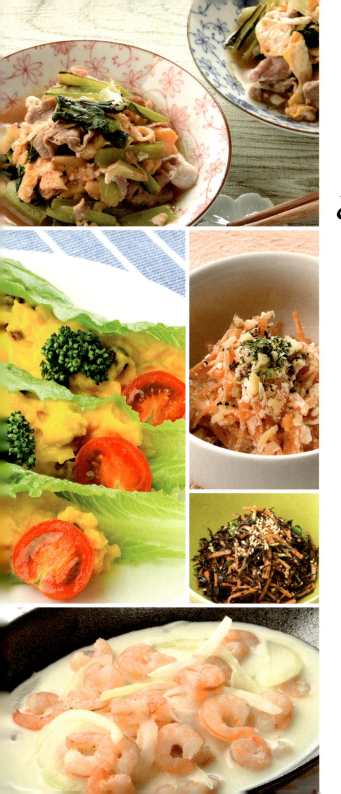

おかず

胡瓜とヨーグルトのサラダ

超超時短！切って混ぜるだけ

材　料（2人分）

胡瓜 … 2本
玉ネギ … 1/2個
　　　　（120g）
ツナ缶　小1缶（80g）
A ┌ ヨーグルト（無糖）
　│　　… 1/2カップ
　│ 塩、こしょう … 少々
　│ マヨネーズ
　│　　… 大さじ1/2
　│ くるみ … 20g
　└ 白すりごま … 大さじ1

作り方

1. 胡瓜は皮を縦にまだらにむき、1cmの輪切りにする。
   > 味がしみこみやすくなります。
2. 玉ネギはみじん切りにしてさっと水にさらして絞り、缶汁をきったツナ缶と共にボウルに入れる。
3. 2に1とAを入れてよく混ぜる。

> 冷え症の人、小児、妊婦は食べ過ぎに注意。

ニラ豆腐

体力回復もできるダイエットメニュー

材　料（2人分）

豆腐（木綿）… 1/2丁
ニラ … 1束
くるみ … 30g
A ┌ 醤油 … 大さじ1
　│ 酒 … 小さじ1
　│ 塩 … 少々
　│ 白すりごま … 小さじ1
　└ ラー油 … 適量

作り方

1. 豆腐はキッチンペーパーに包んで水気をきる。ニラは1cm長さに切る。くるみは細かく刻む。
2. 鍋に豆腐を入れて中火で炒り、水気がなくなったら、ニラ、くるみを加え、Aで味を調える。

> お好みでコチュジャンを入れても。

> 足腰の冷えや不正出血に。食欲増進、疲労回復にもどうぞ。

おかず・青

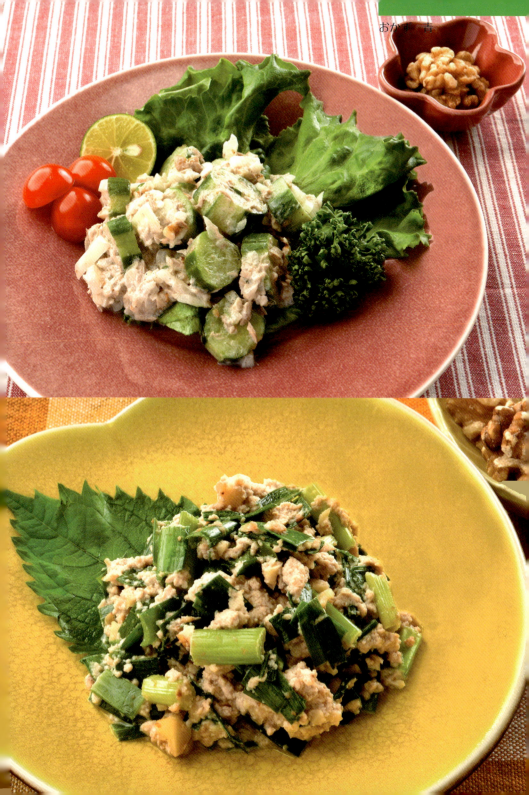

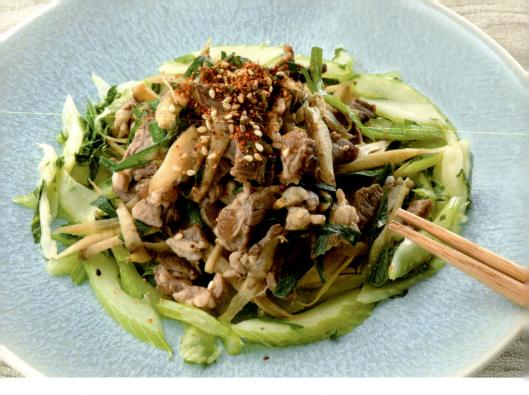

牛肉とセロリの2色炒め

気を静める働きのセロリを食べて深呼吸

材　料（2〜3人分）

セロリ … 1本
牛肉（肩ロース焼肉用） … 150g
ごぼう … 1/2本
ニラ … 1/2束
ごま油 … 小さじ4
A ┌ 塩 … 少々
　└ 酒 … 小さじ1
B ┌ 酒 … 大さじ1
　│ みりん … 大さじ1
　│ 砂糖 … 小さじ1
　│ 醤油 … 大さじ1
　└ ラー油 … 小さじ1
七味唐辛子 … 少々
白ごま … 少々

作り方

1. セロリは斜め薄切りにし、牛肉も細く切る。ごぼうはよく洗い、縦に十字に切り込みを入れてからささがきにし、さっと水で洗いアク抜きをする。ニラは3cm長さに切る。
2. フライパンにごま油（分量の半分）を入れ、セロリをAの調味料でさっと炒め、器に敷いておく。
3. 2を炒めたフライパンで、ごま油（分量の残り）を入れ、牛肉とごぼうを炒め、Bとニラを加えて炒め合わせる。
4. セロリの上に盛り、七味唐辛子、白ごまをふる。

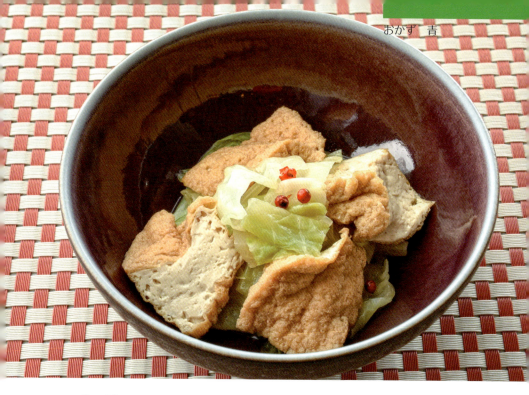

おかず 青

厚揚げとキャベツの煮物

疲れた胃をケアして、元気・運気アップ

材　料（2人分）

厚揚げ … 1/2 枚
キャベツ … 150g
だし汁 … 100ml
醤油 … 大さじ 1/2
砂糖 … 大さじ 1/2
塩 … 小さじ 1/2
みりん … 小さじ 1
ピンクペッパー（あれば）
　… 少々

古代ギリシャ、古代ローマでは、胃腸の調子を整える健康食でした。

作り方

1. 厚揚げは熱湯をかけて油抜きし、8等分に切る。キャベツはざく切り。

2. 鍋にだし汁、醤油、砂糖、塩、みりんを入れて煮立て、1の厚揚げを加え、ふたをして中火で約6～7分煮る。

3. 2にキャベツを加え、ふたをしてさらに約6～7分煮る（途中かるく混ぜる）。

4. ふたをしたまま、しばらく置いておく。器に盛り、あればピンクペッパーを飾る。

油抜き不要の厚揚げを使うと便利。

キャベツがさらに軟らかくなり、甘みが増します。

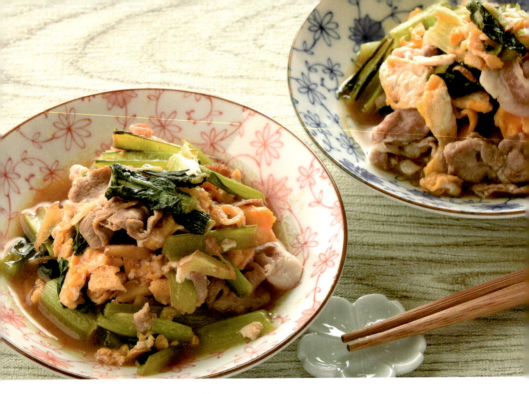

豚肉と小松菜の炒め物

ポン酢を使うとかんたん！ 便利！

材　料（2人分）

小松菜 … 1/2束
豚ロース（薄切り）
　　… 100ｇ
生姜 … 1片
サラダ油 … 大さじ2
卵 … 1個
塩 … 少々
砂糖 … 小さじ1
ポン酢 … 大さじ3

便秘、せき、喘息、ガンの予防に。

作り方

1　小松菜は洗って3cm長さに切り、豚肉は食べやすい大きさ、生姜は洗って皮付のまま千切りにする。

2　フライパンにサラダ油大さじ1（分量の半分）を入れ、卵に塩と砂糖を入れて溶き、炒り卵を作り、取り出しておく。

3　同じフライパンにサラダ油大さじ1（分量の残り）を熱し、生姜を軽く炒め、豚肉、小松菜の順に炒める。

4　3にポン酢を加え味をからませたら、2を入れて器に盛る。

いろいろなポン酢で味を楽しんで。

おかず　青

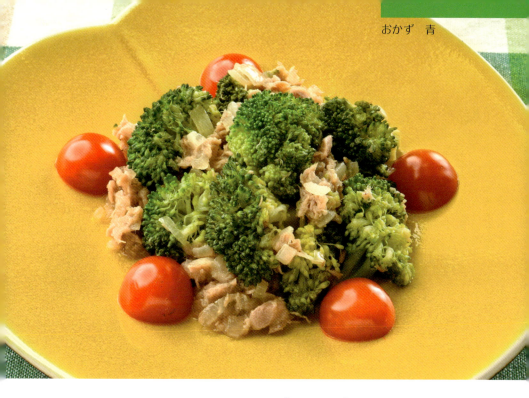

ブロッコリーの炒め物

弁当のおかずにもおすすめです

材　料(2人分)

ブロッコリー … 1/2個
玉ネギ … 1/2個（120g）
ツナ缶 … 小1缶
サラダ油 … 大さじ2
A ┌ 醤油 … 大さじ1/2
　├ みりん … 大さじ1
　└ 白すりごま … 小さじ1
塩 … 少々
ミニトマト … 適宜

老化防止の野菜。関節の働きを良くし、糖尿病予防にも。

作り方

1　ブロッコリーは小房に分け、塩（分量外）を入れた熱湯で硬めに茹でる。

2　玉ネギはみじん切りにし、ツナ缶は缶汁を軽くきる。

3　鍋にサラダ油大さじ1（分量の半分）を熱し、玉ネギ、ツナを入れて炒め、Aで調味する。

4　フライパンにサラダ油大さじ1（分量の残り）を入れて、ブロッコリーを炒め、塩を軽く振って炒める。

5　4に3を加え、手早く炒め合わせる。器に盛り、半分に切ったミニトマトを添える。

人参のチーズサラダ

ちょっと大人のサラダ、おつまみにもぴったり

> 目の乾燥、視力低下、食欲不振、便秘に。

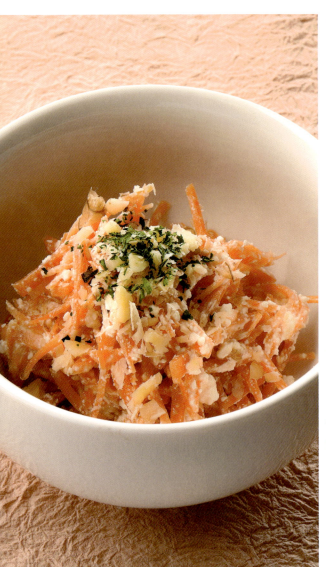

材料（2人分）
人参 … 130g
A ┌ カッテージチーズ … 40g
　├ マヨネーズ … 小さじ1
　├ 醤油 … 小さじ1/2
　├ 塩 … 少々
　└ 辛子 … 小さじ1/2
くるみ … 少々
ドライパセリ … 少々

作り方
1. 人参は3cmの長さの千切りにし、さっと茹でてザルにあげ、冷ましておく。
2. Aを合わせておく。
3. 2に人参を加えて和える。器に盛り、刻んだくるみとドライパセリを散らす。

アーモンドやカシューナッツでもOK。

おかず　赤

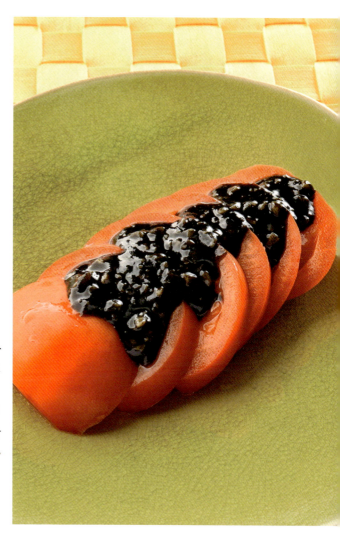

材　料(2人分)
トマト … 2個
くるみ … 10g
ねりごま（黒）
　　… 大さじ1/2
蜂蜜 … 大さじ2

口のかわき、高血圧、眼底出血、食欲不振に。

作り方
1　トマトはよく洗ってへたを取り、1cm厚さに切って器に盛る。
2　刻んだくるみとねりごまと蜂蜜を混ぜ合わせ、1のトマトにかける。

トマトの黒ごま蜂蜜かけサラダ
超簡単で超時短！ 疲れた時に作りたい

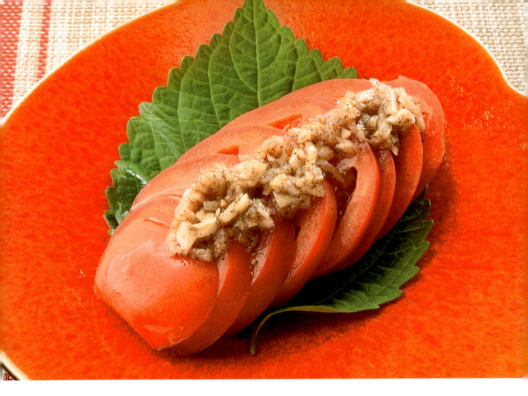

パンチの効いたトマトのサラダ

玉ネギドレッシングが刺激的！

材 料（2人分）
トマト … 1個
玉ネギ … 30g
A ┌ ごま油 … 大さじ1
　├ 塩 … 大さじ1/2
　├ こしょう
　│　　… 小さじ1/2
　└ 白すりごま
　　　　… 小さじ1/2
エゴマの葉 … 1枚

冷え症の人や軟便のとき、寒い季節は控えめに。

作り方
1　トマトはよく洗い5mm厚さの輪切りにする。
2　玉ネギドレッシングを作る。玉ネギをみじん切りにし、Aを混ぜる。
3　器にエゴマの葉を敷き、1をのせる。上から2のドレッシングをかける。

サラダ菜でも青じそでもOK。

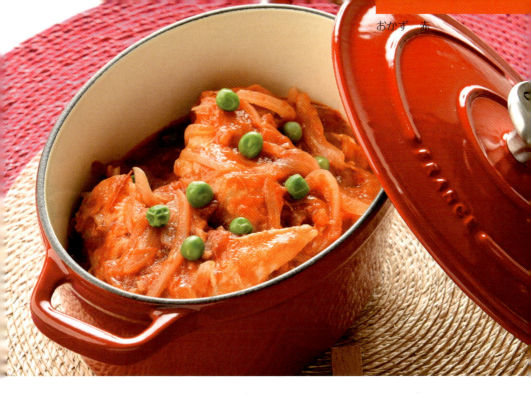

手羽先とグリンピースのトマト煮込み

鶏肉料理で気力＆体力回復！

材　料(2人分)

鶏手羽先 … 6本
ニンニク … 1片
玉ネギ … 小1/2個分
オリーブ油 … 大さじ1
水 … 150ml
トマト水煮缶(カット)
　… 1/2缶(200g)
固形スープの素(チキン)
　… 1個
ローリエ … 1枚
冷凍グリンピース
　… 1/4カップ
塩 … 小さじ1/3
こしょう … 少々

作り方

1　手羽先は包丁で2、3カ所切り目を入れる。ニンニクはみじん切り、玉ネギは千切りにする。

2　鍋にオリーブ油とニンニクを入れて火にかけ、香りが出たら玉ネギ、手羽先を加える。

3　2に水、トマト水煮、固形スープの素、ローリエ、玉ネギを加え、時々ひっくり返す。中火で約10～15分煮る。グリンピースを加えて3分ほど煮て、塩、こしょうする。

缶詰のグリンピースでもOK。

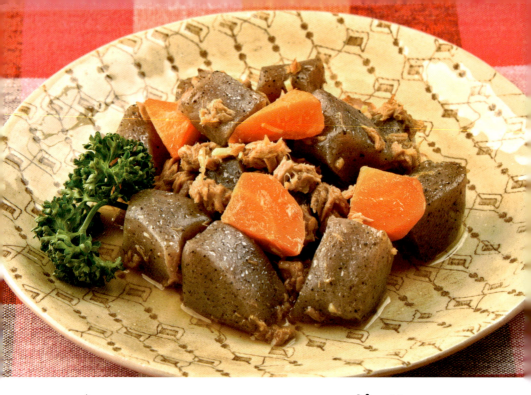

人参とこんにゃくの生姜煮

こんにゃくでデトックス！ダイエットにも

材　料（2〜3人分）

こんにゃく … 1枚
人参 … 70g
生姜 … 10 g
サラダ油 … 小さじ1
ツナ缶(小) … 1缶(80g)
A ┬ 水 … 100ml
　├ 酒 … 大さじ1
　├ 砂糖 … 大さじ1/2
　└ 醤油 … 大さじ1

ダイエット、便秘改善、デトックス効果も。

作り方

1　こんにゃくはスプーンで一口大にちぎり、下茹でする。人参は乱切り、生姜は洗って皮付きのままみじん切りにする。

2　鍋にサラダ油を熱し1を炒め、ツナ缶の缶汁をきって加える。Aの材料を加え煮る。

3　煮汁がほとんど無くなるまで、混ぜながら煮る。

下茹で不要のこんにゃくを使うと便利。

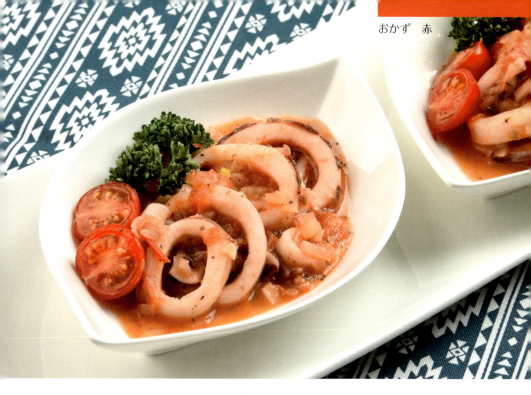

おかず 赤

イカのトマト煮込み

体力回復・老化防止にイカがいい！

材料(2人分)

イカ … 1杯
玉ネギ … 1/2個
ニンニク … 1片
セロリ … 1/4本
トマト(完熟) … 1個
オリーブ油 … 大さじ2
白ワイン … 1/4カップ
オレガノ … 小さじ1/3
ローリエ … 1枚
塩… 適宜
こしょう… 適宜

貧血、めまいに。老化防止、体力をつけたいときも。

作り方

1 イカの胴は輪切りに、エンペラと足は食べやすく切る。玉ネギ、ニンニク、セロリはそれぞれみじん切りに、トマトは粗く刻む。

2 オリーブ油でニンニク、玉ネギ、セロリを炒める。香りが出たらトマト、白ワイン、オレガノ、ローリエを加えて煮込む。

3 イカを加えてさらに煮て、塩、こしょう各少々で味を調える。

頭痛鎮静や食欲増進に。

トマト、チーズとの相性GOOD!

カボチャのヨーグルトサラダ

甘さ控えめ、大人のサラダ

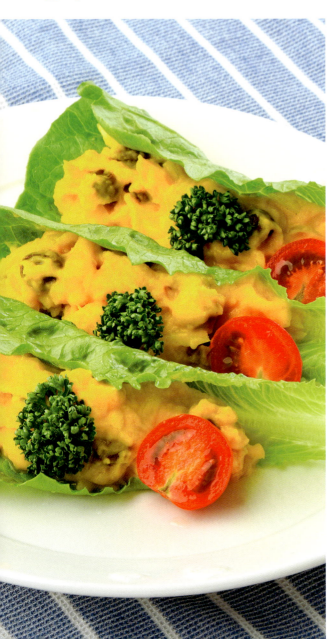

材 料(2人分)

カボチャ … 300g
玉ネギ … 70g ← 辛味が好きな人は玉ネギを増やして調整を。
A ┌ 砂糖 … 小さじ1/2
  │ 塩 … 少々
  └ こしょう … 少々
ヨーグルト(無糖)
　… 100ml
レーズン … 30g
ロメインレタス ← 冷蔵庫にあるレタスでOK。
ミニトマト
パセリ

作り方

1 カボチャは種とワタをとり、ところどころ皮をむいて、一口大に切る。水から軟らかく茹で水気をきって粗くつぶす。

2 玉ネギは千切りにして1分ほど水にさらす。

3 ボウルにAとヨーグルト、レーズンを混ぜ合わせ、カボチャと玉ネギを加え、レタスとミニトマト、パセリをあしらう。

おかず　黄

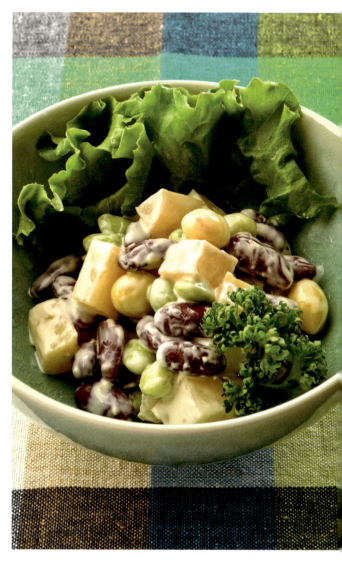

赤いいんげん豆で金時豆と同じ種類。缶が使いやすいです。

材　料（2人分）
たくあん … 60 g
レッドキドニービーンズ（缶） … 50g
枝豆 … 30g
ぎんなん（缶詰可） … 8個
A ┌ マヨネーズ … 大さじ2
　│ 醤油 … 小さじ1
　└ わさび … 小さじ1/2
サラダ菜 … 2枚

せき、喘息、高脂血症、高血圧に。

作り方
1. たくあんは1.5㎝角に切る。
2. ボウルにたくあん、レッドキドニービーンズ、枝豆、ぎんなんを入れAを混ぜる。
3. 器にサラダ菜を敷き、2を盛る。

冷凍したものを使うと便利。

たくあんと豆のサラダ
切って混ぜるだけ。簡単すぎてごめんなさい

さつまいもサラダ

さつまいもが苦手な男性もどうぞ

材　料（2人分）

さつまいも … 100g
トマト … 1/2個
玉ネギ（50g）… 1/6個
A ┌ サラダ油 … 小さじ1
　├ 白すりごま … 小さじ1
　├ 酢 … 大さじ1
　├ 塩 … 小さじ1/5
　├ こしょう … 少々
　└ 辛子 … 小さじ1/2
レタス

作り方

1. さつまいもは皮をむき、1.5cm角に切って水にさらす。水から軟らかく茹で、ザルにあげて水気をきる。
2. トマトは1cm角に切る。
3. 玉ネギはみじん切りにし、ふきんに包んで水にさらし、水気をきる。
4. ボウルにAの調味料を合わせて**3**を加え、さつまいも、トマトを混ぜてレタスを敷いた器に盛る。

タコとひき肉のカレー炒め

疲れがピークの時は、タコがおすすめ！

材　料（2人分）

カボチャ … 100g
タコ … 60g
玉ネギ … 100g
サラダ油 … 大さじ1
合びき肉 … 100g
とうもろこし缶（ホールカーネル）
　… 40g
塩 … 少々
こしょう … 少々
カレー粉 … 大さじ1
サラダ菜
ミニトマト

> ムカムカ、胃痛、便秘、下痢に。疲労回復にも。

作り方　　　*600wの場合です。*

1. カボチャは5mm厚さに切り、皿にのせ、ラップをして1〜2分電子レンジにかける。
2. タコは小さく切り、玉ネギはみじん切りにする。
3. フライパンにサラダ油を熱し、玉ネギと合びき肉を炒め、火が通ったらタコととうもろこしを入れる。
4. **3**に塩、こしょう、カレー粉を入れ、**1**を加えて軽く混ぜる。サラダ菜を敷いた器に盛り、ミニトマトを添える。

おかず 黄

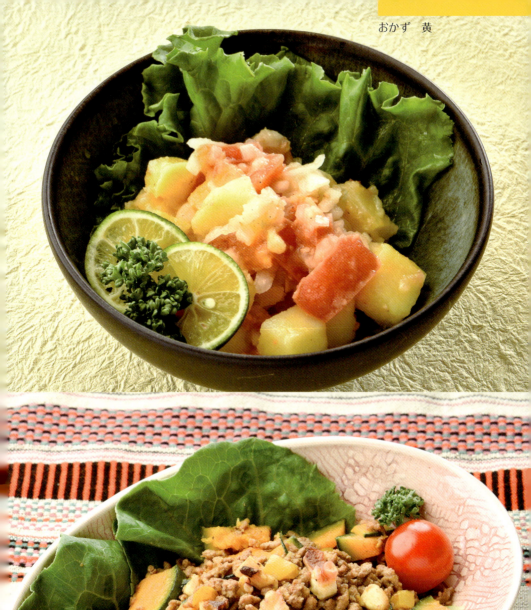

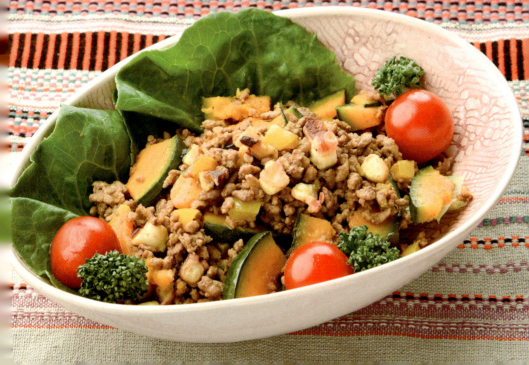

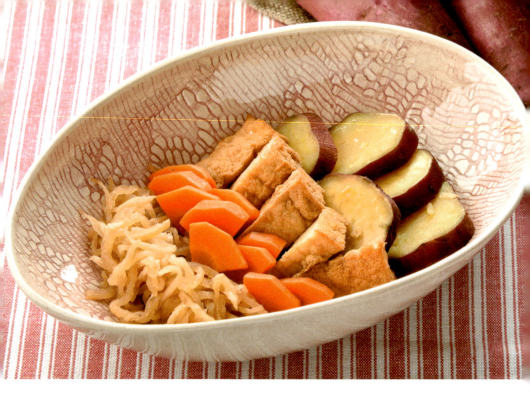

厚揚げとさつまいもの煮物

具材たっぷりのかんたん煮物

材　料（2人分）

さつまいも … 150g
切り干し大根 … 20g
厚揚げ … 1/2枚
人参 … 50g
サラダ油 … 大さじ1
だし汁 … 300ml
A ┌ 砂糖 … 大さじ1
　├ みりん … 大さじ1/2
　└ 醤油 … 大さじ1

作り方

1. さつまいもは皮付きのまま1cm厚さの輪切りにする。切り干し大根は水に10分ほど浸けて戻し、水気をきって食べやすく切る。厚揚げは縦半分に切り、1cm幅に切る。
2. 人参は5mm厚さのいちょう切りにする。
3. 鍋にサラダ油を熱し、中火で人参と切り干し大根をさっと炒め、だし汁と厚揚げを加え、中火で2分ほど煮る。
4. さつまいもを加え、弱火でさらに5〜6分煮て、Aの調味料を加える。落としぶたをしてさらに7〜8分煮含める。

おかず　黄

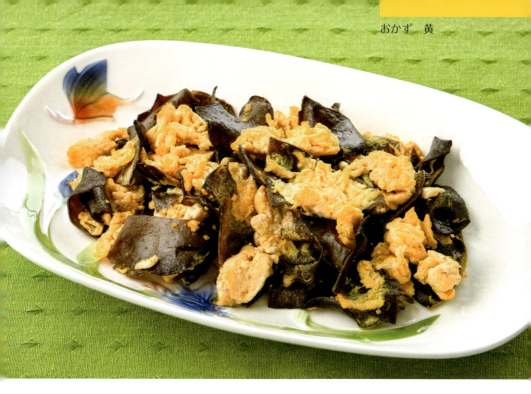

卵とキクラゲの炒め物

カロリー控えめなのにパワーいっぱい

材　料（2人分）

キクラゲ（乾燥）… 15g
ごま油 … 大さじ1
卵 … 2個
A ┌ 醤油 … 小さじ1/2
　├ オイスターソース … 小さじ1/2
　├ 鶏ガラスープの素 … 小さじ1/2
　├ 酒 … 小さじ1
　└ 砂糖 … 小さじ1
こしょう … 少々
七味唐辛子 … 少々

目の充血、声が出にくい時、のどの痛みに。不眠、貧血の予防に。

作り方

1　キクラゲは水で戻す。軟らかくなったら、食べやすい大きさに切っておく。

2　フライパンにごま油をひき、1を入れて炒めたら、溶いた卵を入れ、混ぜながら炒める。

3　Aを全部入れて軽く炒め、最後にこしょう、七味唐辛子を加える。

卵が固くならないよう手早く炒めて。

67

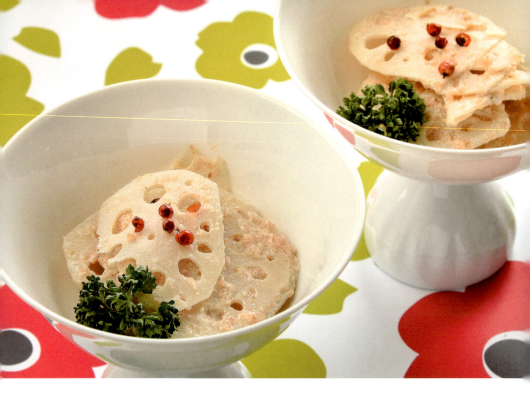

蓮根とたらこのサラダ

蓮根をサラダに。胃腸が弱った時におすすめ

材　料（2人分）

蓮根 … 10cm（200g）
酢 … 少々
たらこ … 30g
マヨネーズ … 大さじ3
白ごま … 小さじ1
ピンクペッパー（あれば）

> 息切れ、めまい、動悸に。疲労回復にも。

作り方

1　蓮根は皮をむいて薄切りにし水につける。酢少々を加えた熱湯に入れて1～2分茹で、ザルにあげる。

2　たらこは薄皮を取ってほぐし、マヨネーズ、白ごまと和え、蓮根にからめて器に盛り、ピンクペッパーを飾る。

なければこしょうでもOK。

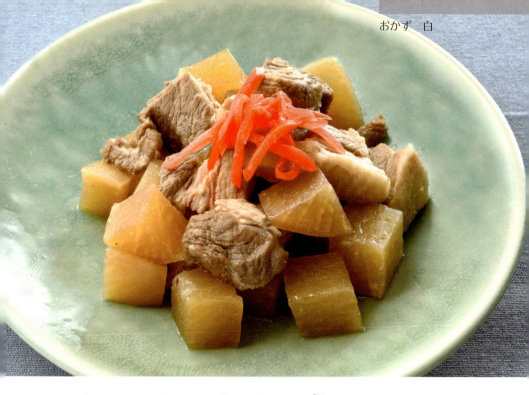

おかず　白

豚バラ肉と大根の煮込み
消化を助ける大根で胃腸ケア

材　料（2人分）

豚バラ肉（かたまり）… 200g
大根 … 4cm（120g）
サラダ油 … 大さじ2
生姜 … 薄切り2枚
A ┌ 砂糖 … 大さじ1
　├ 醤油 … 大さじ2
　└ 酒 … 大さじ1/2
水 … 適量

便秘、母乳不足に。病気回復、美肌にも。

作り方

1　豚肉は3cm角切り、大根は皮をむいて2cm角切りにする。
2　鍋にサラダ油を熱し、生姜を炒め、さらに豚肉を入れて強火でさっと炒める。
3　2の中へ大根、Aと材料がかぶるくらいの水を入れて煮立て、弱火にする。
4　大根が軟らかくなるまで、ふたをして弱火で約20分煮る。

ウィルス感染やE型肝炎を防ぐため、豚肉は完全に火を通しましょう。

豆腐のあんかけ

弱った胃腸、弱った心に優しい一品を

材　料(2人分)

豆腐(絹ごし) … 1/2丁
だし昆布 … 5cm
人参 … 20g
三つ葉 … 少々
サラダ油 … 小さじ1
合びき肉 … 50g
だし汁 … 150ml
醤油 … 大さじ1
みりん … 大さじ1
水溶き片栗粉 … 小さじ2

作り方

1. 豆腐は8等分に切り、昆布を敷いた鍋に入れて水(分量外)をはり、温めるように弱火で煮る。
2. 人参は洗って千切り、三つ葉は洗ってざく切りにする。
3. 鍋にサラダ油を熱し合びき肉、人参を炒め、だし汁を注ぐ。
4. 3に醤油、みりんを加え、さらに三つ葉を加えてから、水溶き片栗粉でとろみをつける。
5. 豆腐を器に盛り、4をかける。

エビのクリーム煮

エビは体を温めます。冷凍むきエビでもっとかんたん

材　料(2人分)

むきエビ … 200g
玉ネギ … 60g
バター … 小さじ1
薄力粉 … 小さじ1
A ┌ 牛乳 … 60ml
　└ 酒 … 30ml
塩 … 小さじ1/2
こしょう … 少々

作り方

1. エビは背わたを除く。玉ネギは薄切りにする。
2. バターで玉ネギを弱火で炒め、しんなりとなったら薄力粉を加えて炒める。
3. 2にAを加えてなめらかにし、エビを加えてソースをからめながら煮、塩とこしょうをふる。

足腰のだるさ、冷え、胃痛、食欲不振、母乳が出にくい方に。老化防止に。

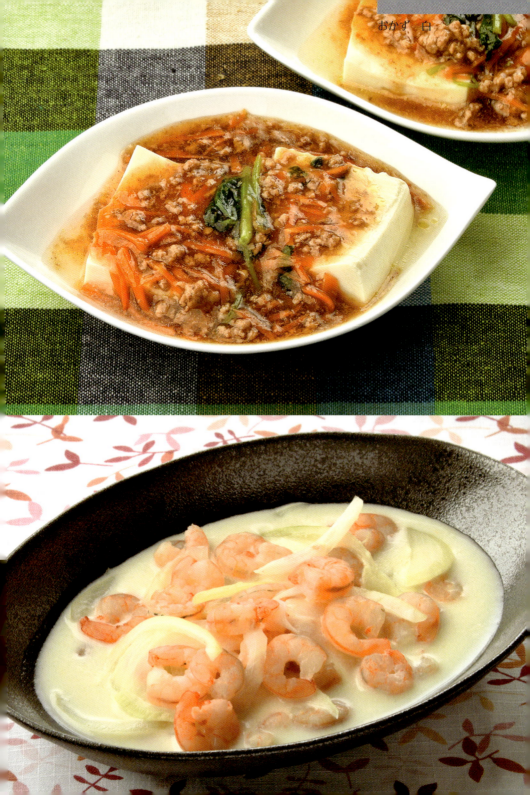

おかず 白

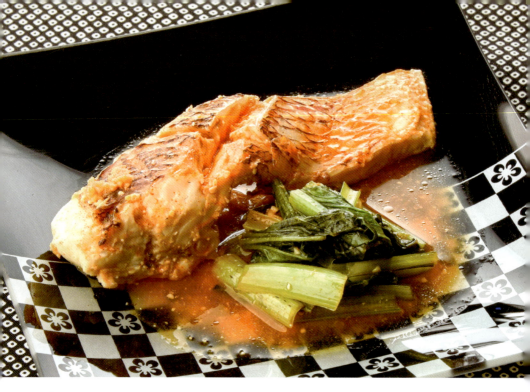

鯛のコチュジャン煮

元気になりたい！めでたい！鯛メニュー

材　料（2人分）

- 小松菜 … 50g
- 鯛 … 2切
- 水 … 200ml
- 酒 … 60ml
- A
  - ニンニクのすりおろし … 小さじ1/3
  - コチュジャン … 大さじ1
  - 味噌 … 大さじ1

胃腸の調子を整え、むくみ改善、養血、老化防止に。

作り方

1. 小松菜は洗って、5～6cmの長さに切り、鯛は切れ目を入れておく。
2. 鍋に水、酒を入れて煮立て、鯛を並べる。
3. 再び煮立ったらAを溶き入れて、落としぶたをして弱火で10分ほど煮る。
4. 小松菜を3の端に加え、しんなりしたら火を止める。

鯛は赤い色がめでたいとして、祝いの席によく使われます。

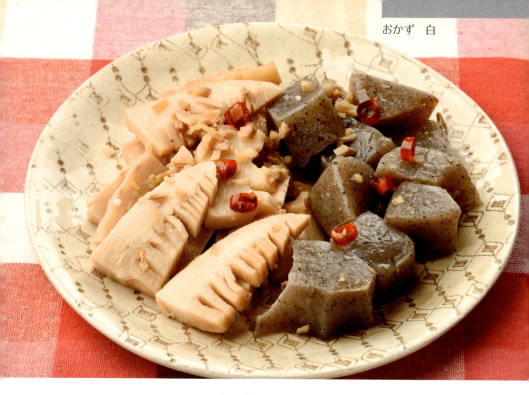

おかず　白

タケノコの唐辛子炒め

ピリ辛！刺激が必要なあなたに

材　料(2人分)

タケノコ(水煮) … 1/2本(80g)
赤唐辛子 … 1本
ニンニク … 1片
生姜 … 1片（15ｇ）
こんにゃく … 1/2枚
サラダ油 … 大さじ1
A ┌ ごま油 … 小さじ1
　├ 塩 … 少々
　├ 醤油 … 小さじ2
　└ 砂糖 … 小さじ1

作り方

1. タケノコは１cm厚さのくし形に切り、さっと茹でる。
2. 赤唐辛子は種をとり小口切りにし、ニンニク、生姜はみじん切りにする。
3. こんにゃくはスプーンで一口大にちぎり、さっと茹でる。
4. 熱したフライパンにサラダ油をひき、**2**を炒める。香りがしたら、タケノコ、こんにゃく、Aの調味料を入れて炒め合わせる。

便秘、痰を切れやすくし、デトックス効果も。骨を丈夫にする効果も。

タケノコは、胃腸の弱い人はたくさん食べないように。食べすぎると、吹出物や、アレルギー様症状が出ます。

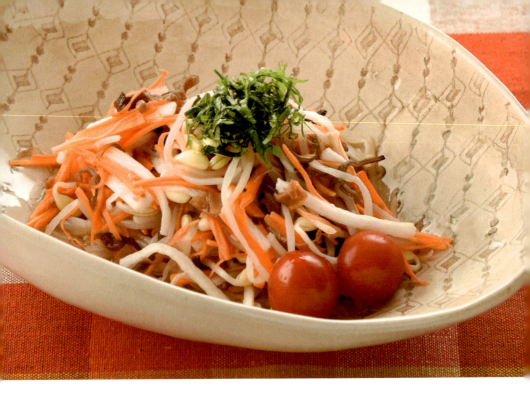

もやしとキクラゲのサラダ

5色そろったサラダでやる気＆元気回復！

材　料（2人分）
大豆もやし … 1袋
人参 … 50g
山芋 … 50g　　分量外。
キクラゲ（黒）… 2g　変色を防ぎます。
梅干し … 2個
A ┌ 酢 … 大さじ2
　│ オリーブオイル … 小さじ2
　└ 塩 … 小さじ1/3
青じそ … 4枚
ミニトマト

血のめぐりをよくし、美肌効果も。

作り方

1　大豆もやしのひげをとる。鍋に湯を沸かし、大豆もやしをさっと茹でてザルにあげ、冷ましておく。

2　人参は5cm長さの千切り、山芋は皮をむいて酢水につけ、5cmの長さの千切りにする。

3　キクラゲは水で戻して千切りにし、さっと茹でる。

4　梅干しは種を取り、果肉を細かくたたいてAを混ぜる。

5　ボウルに1、2、3を入れ、4で和え混ぜる。千切りにした青じそをのせ、ミニトマトをあしらう。

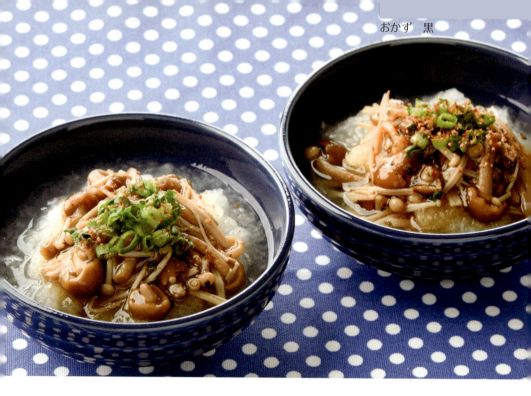

おかず 黒

きのこのおろし和え

頑張り過ぎは厳禁！胃腸を丈夫にして運気アップ

材　料(2人分)

- なめこ … 1/2袋
- えのき茸 … 1/2袋
- 赤唐辛子 … 小口切り1本分
- 青ネギ … 1本
- A
  - 醤油 … 大さじ1 1/2
  - 酒 … 大1/2
  - みりん … 大1/2
  - 水 … 大1/2
  - 青ネギ(小口切り) … 少々
- 大根 … 150g
- 七味唐辛子 … 少々

> 消化を助け、胃腸の働きを整えます。痰を切りやすくし、便秘にも。

作り方

1. なめこはザルに入れてふり洗いし、水気をきる。えのきは根を切ってざく切りにする。青ネギは小口切りにする。
2. 鍋にAを合わせ、なめことえのきを入れて火にかけ、ときどき混ぜながら3〜4分煮て冷ます。
3. 大根は皮をむいてすりおろす。
4. 器に大根おろしを盛り、**2**の汁気を軽くきってのせ、青ネギと七味唐辛子をのせる。

蓮根のチヂミ

血行をよくする蓮根で、いきいきした明るい顔に!

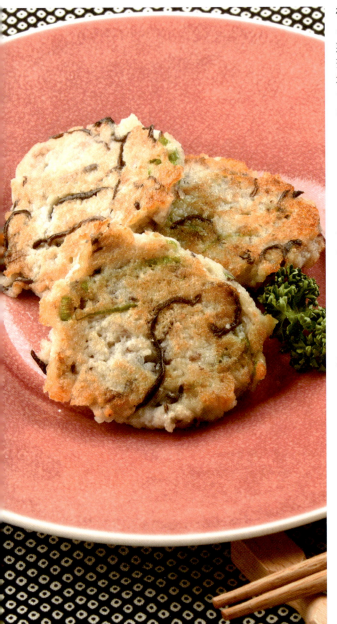

材料(2人分)

キクラゲ … 少々
蓮根 … 100g
薄力粉 … 大さじ1
塩 … 小さじ1/3
サラダ油 … 適量
ポン酢 … 適量

胃の働きをよくし、疲労回復、滋養強壮に。貧血にも。

作り方

1 キクラゲは水で戻して千切りにする。蓮根はすりおろして薄力粉、塩を加えて、キクラゲも混ぜ合わせる。

2 フライパンにサラダ油を熱し、1を入れて円形に広げ、両面を焼く。

3 焼けたらポン酢でいただく。

お好みで七味唐辛子をふってもGOOD!

おかず　黒

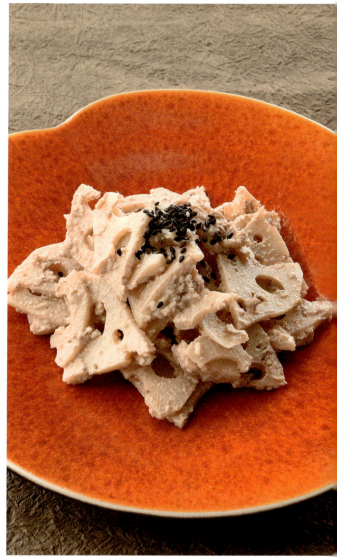

材　料(2人分)
蓮根 … 150g
くるみ … 20g
A ┌ 味噌 … 大さじ1
　│ 砂糖 … 小さじ1/2
　│ 醤油 … 小さじ1/2
　│ 酒 … 小さじ1
　└ 塩 … 少々
黒ごま … 少々

作り方
1 蓮根は皮をむいて約2mm厚さのいちょう切りにする。熱湯でさっと茹でザルにあげ、冷水をかけて冷まし、水気をきる。
2 くるみはすり鉢ですり潰し、Aの調味料を加えて和え衣を作る。
3 2に蓮根を加えて和え、器に盛り黒ごまを飾る。

蓮根のくるみ和え
お弁当や常備菜にもおすすめ

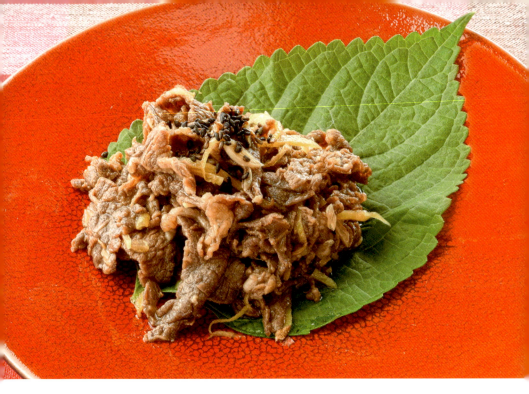

牛肉の醤油炒め

体力回復！スタミナ補充にこの一品

材　料(2人分)

牛肉(肩ロース薄切り) … 100g

A
- 醤油 … 大さじ1 1/2
- 砂糖 … 小さじ1
- 白ネギ(みじん切り) … 大さじ1
- 白すりごま … 大さじ1/2
- ごま油 … 小さじ1

ニンニク … 1片
生姜 … 1片(15g)
ごま油 … 大さじ1
水 … 25ml
蜂蜜 … 小さじ1
黒ごま … 少々

作り方

1. 牛肉は細切りにしてAで下味をつける。ニンニク、生姜は千切りにする。
2. 鍋にごま油を入れて、ニンニク、生姜、牛肉を炒める。水を加えてさらに炒めて水分が少なくなったら、最後に蜂蜜を加える。
3. 器に盛り、黒ごまを飾る。

ボツリヌス菌が入っていることがあるので、1歳未満児には使わないでください。

おかず　黒

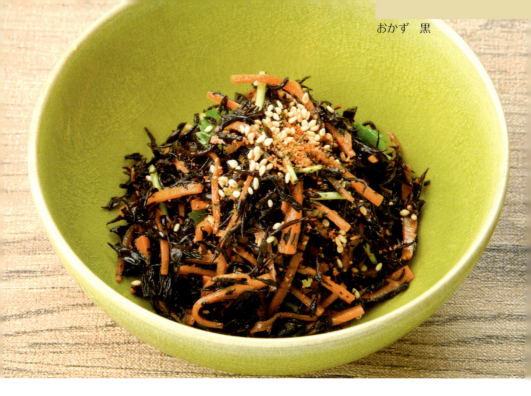

ヒジキのごま油炒め

ヒジキで老化防止と貧血予防！

材　料（2人分）
ヒジキ（乾燥）… 20g
人参 … 1/4本（50g）
三つ葉 … 6本
ごま油 … 大さじ1
酒 … 大さじ2
醤油 … 大さじ1
七味唐辛子 … 少々
白ごま … 少々

高脂血症の改善、貧血予防、老化防止に。ツヤのある髪に！

作り方

1　ヒジキは水洗いして、水で戻し、ザルにあげて水気をきる。

2　人参は千切りに、三つ葉は洗ってざく切りにする。

3　鍋にごま油を熱し、人参をさっと炒める。油が回ったらヒジキを加えて炒め合わせ、酒を入れて強火で炒りつけるように炒める。

4　醤油を加えて調味し、三つ葉を入れてさっと混ぜ、火を止める。器に盛り、七味唐辛子と白ごまを飾る。

おすすめ食材 Part 2

生姜（しょうが）

辛味 / 温性　肺脾胃の経絡に良い影響を与えます。
効能：風邪の初期症状、悪寒、鼻水、身体の痛み

乾姜（かんきょう）

甘味 / 熱性　脾胃心肺の経絡に良い影響を与えます。
効能：冷痛、嘔吐、水様下痢、手足末端のひどい冷え、
　　　せき、喘息、生理痛、生理不順

≪乾姜の作り方≫
1　生姜を洗って皮付きのまま、薄くスライスする。
2　1をザルに広げて、風通しの良いところで干す。
3　干からびて硬くなったら、できあがり。

くるみ

甘味 / 温性　肺胃大腸の経絡に良い影響を与えます。
効能：老化による腰痛、手足に力が入らない、むくみ、冷え、
　　　せき、喘息、便秘

紀元前7千年前から人類が食用としていたとも言われています。日本では縄文時代からオニグルミを中心に食料として利用されていたと考えられ、「延喜式」に貢納物のひとつとして記されています。

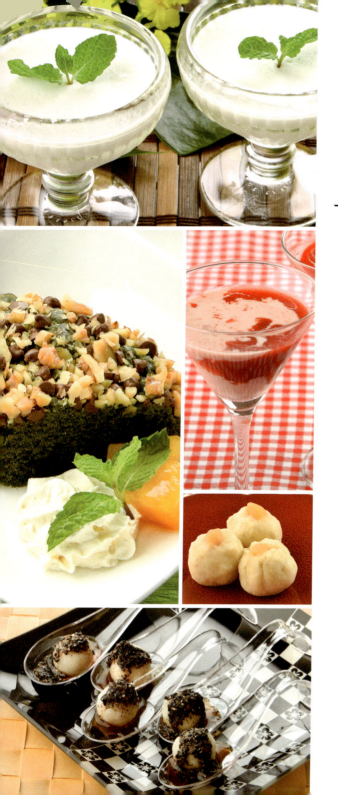

デザート
＆
ドリンク

よもぎとくるみのチョコチップケーキ

よもぎとくるみで気力と体力パワーアップ！

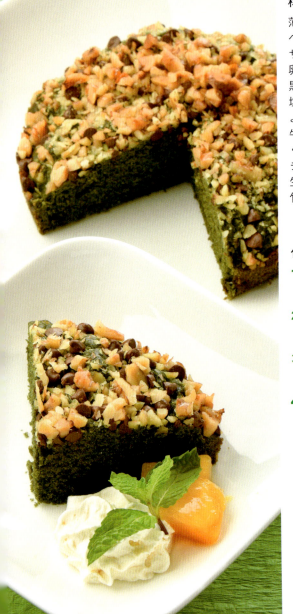

材　料（15cmホール型1個分）

薄力粉 … 100g
ベーキングパウダー … 5g
サラダ油 … 80g
卵 … 1個
黒砂糖 … 大さじ3
塩 … 1つまみ
よもぎの粉末 … 10g
牛乳 … 大さじ2
くるみ … 30g
チョコチップ … 15g
生クリーム（あれば）
竹串

作り方

1　薄力粉と塩、ベーキングパウダーを合わせふるっておく。
2　ボウルにサラダ油と卵、黒砂糖、塩を入れてよく混ぜる。
3　2に1とよもぎの粉末を入れてさっくり混ぜ、牛乳を入れる。
4　型に流し、型を上から軽く落として空気を抜き、上に刻んだくるみとチョコチップをのせる。180℃で予熱したオーブンで、約18〜25分焼く。竹串でさして生地がつかなければ焼き上がり。泡立てた生クリームを添える。

デザート＆ドリンク　青

材　料（2〜3人分）
薄力粉 … 120g
卵 … 1個
水 … 100ml
パセリ … 20g
パルメザンチーズ … 20g
サラダ油 … 適宜

ストレス解消、
食中毒予防効果も。

作り方
1 ボウルに材料を全て混ぜる。
2 フライパンにサラダ油をひいて、1を少しずつ入れ両面を焼く。

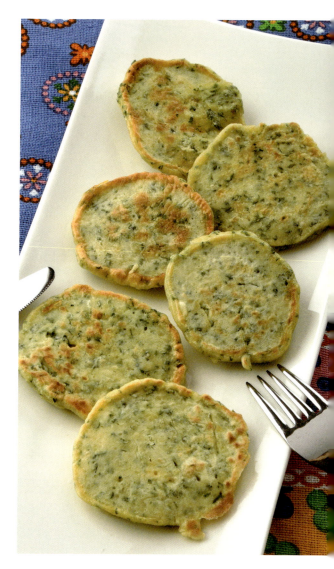

パセリとチーズのパンケーキ
パセリが残って困った、そんな時の一品

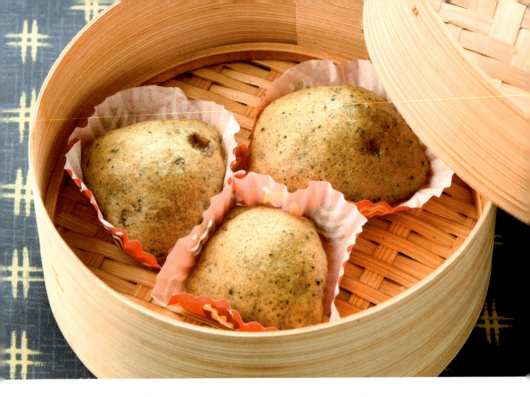

よもぎ入りマーラーカオ

ふっくらふわふわ、食感と触感で癒されます

材　料（2〜3人分）

卵 … 2個
砂糖 … 50g
サラダ油 … 10g
豆乳 … 50ml
薄力粉 … 80g
ベーキングパウダー … 2g
よもぎの粉末 … 2g
重曹 … 2g
レーズン … 30g
五香粉 … 小さじ1/4

むくみ、便秘、肝機能改善、骨粗鬆症予防、産後の虚弱に。

作り方

1 ボウルに卵を割り入れ、よく混ぜる。砂糖、サラダ油、豆乳を加える。
2 薄力粉、よもぎの粉末、ベーキングパウダー、重曹を合わせふるっておく。
3 細かく刻んだレーズンに五香粉をまぶし、1に2とともに加え粉っぽさがなくなるまで混ぜる。
4 カップに入れ、蒸し器に並べ、強火で10〜15分蒸す。

中国の代表的な混合香辛料。スーパーなどで購入できます。

デザート&ドリンク 青

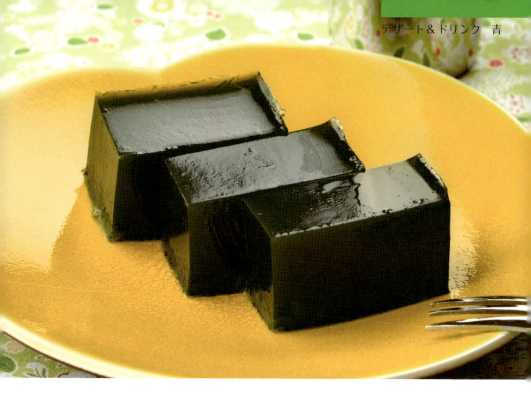

よもぎ羊羹

子どもから大人まで、おすすめ羊羹

材　料（2〜3人分）
棒寒天 … 1本
よもぎの粉末 … 5g
砂糖 … 1カップ
水 … 600ml

冷え症、喘息、おりもの、月経不調、老化防止に。

作り方
1 寒天は水（分量外）につけて軟らかく戻し、小さくちぎっておく。
2 1の水をよくしぼり鍋に入れ、残りの材料も入れて火にかけ、よく混ぜながら寒天を煮溶かす。
3 流し缶に注ぎ入れ、冷蔵庫で冷やし固める。

よもぎは、薬用、食用、外用、浴用、アロマ、灸にと用途が広く、「病を艾（と）める」という意味から生薬では艾葉（がいよう）と呼びます。

85

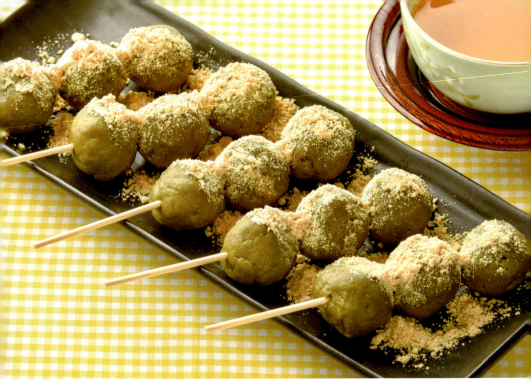

ヘルシー大豆団子

白玉粉と大豆パワーで元気回復！

材　料（2〜3人分）

白玉粉 … 60g
大豆粉 … 20g
抹茶 … 5g
砂糖 … 10g
豆乳 … 80〜100ml
A ┏ きな粉 … 大さじ2
　┃ 砂糖 … 大さじ1
　┗ 塩 … 1つまみ
竹串

作り方

1 Aは合わせておく。
2 ボウルに白玉粉、大豆粉、抹茶、砂糖を入れる。
3 2に豆乳を入れる（かたさを見ながら加える）。
4 耳たぶくらいの軟らかさになったら、丸めて団子を作る。
5 沸騰した湯で4を茹で、浮いてきたら氷水にとる。水気をきって、串にさして1をかける。

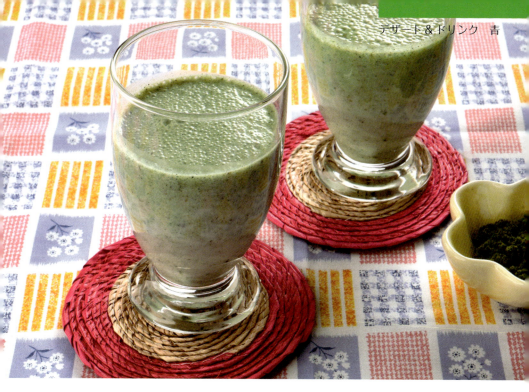

よもぎ入りバナナジュース

よもぎの苦味をほとんど感じないやさしい味

材　料（2人分）
バナナ … 2本
牛乳 … 400ml
よもぎの粉末 … 大さじ1
蜂蜜 … 大さじ1

免疫力向上に。せき、喉の腫れ、便秘に。

作り方
1 ミキサーにすべての材料を入れる。
2 1を混ぜ、グラスに注ぐ。

バナナにはブドウ糖、果糖、ショ糖などの糖質が含まれ、それぞれ吸収される時間が異なるので、エネルギー補給が持続します。マラソンやサッカーの試合前におすすめです。

抹茶ミルクシェイク

肩の力をぬいて！抹茶の香りに癒されて

材　料（2人分）
- 牛乳 … 400ml
- 抹茶 … 小さじ2
- 砂糖 … 大さじ1

作り方
1. ミキサーに材料全てを入れる。
2. 1を混ぜ、グラスに注ぐ。

> 皮膚の乾燥、便秘、疲れに。美肌に。

> 牛乳は弥生時代から飲まれていた可能性があります。その後、酪、蘇、醍醐などの乳製品に加工されるようになりました。

姜糖紫蘇茶（きょうとうしそちゃ）

身近な食材と黒砂糖でできる便利なお茶

材　料（2人分　1〜2回分）
- 生姜 … 6g
- 青じそ … 2g
- 湯 … 150ml
- 黒砂糖 … 適宜

作り方
1. 生姜は皮のままよく洗って細切りにし、青じそと一緒に150mlの沸騰直前の湯の中に入れる。
2. 沸騰したら火を止めて、5分くらいふたをして蒸らす。
3. こして黒砂糖を好みで入れ、温かいうちにいただく。

> 洗濯ネットにしその葉を数枚入れ、湯船に入れましょう。冷え症や生理痛の方におすすめ。

> 青じそは気のめぐりをよくし、胃の働きを整えます。発汗作用で風邪を撃退。

デザート＆ドリンク 青

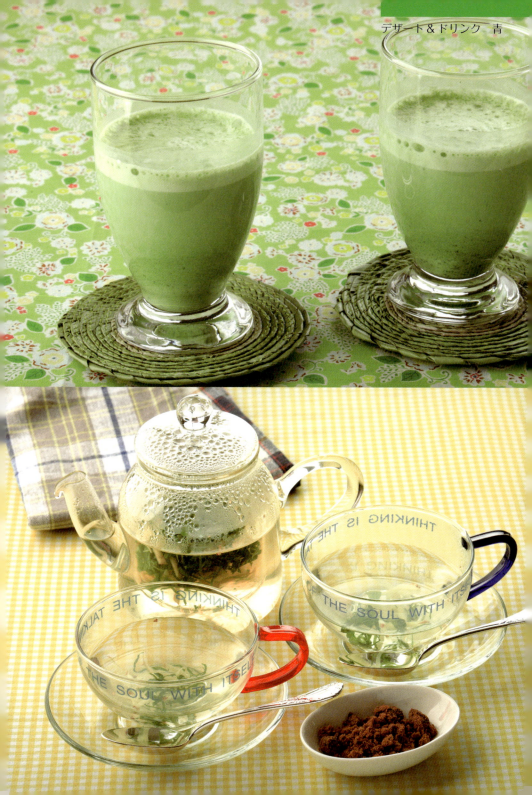

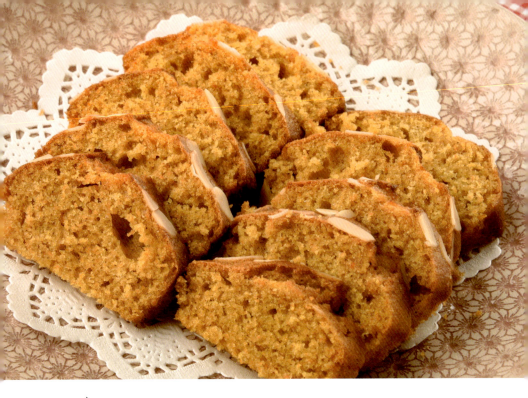

人参ケーキ

人参嫌いの方でも食べられます

材　料（中サイズのパウンドケーキ型）

卵 … 2個
砂糖 … 80g
薄力粉 … 170g
ベーキングパウダー
　　… 小さじ1
重曹 … 小さじ1
シナモン … 小さじ1/2
人参 … 150g
サラダ油 … 80ml
バター … 20g
アーモンドスライス … 少々

頭痛、悪寒、生理痛、老化防止に。

作り方

1. ボウルに卵、砂糖を入れて泡立て器で、白っぽくなるまで混ぜ合わせる。
2. 薄力粉、ベーキングパウダー、重曹、シナモンを合わせてふるっておく。
3. すりおろした人参にサラダ油、溶かしバターを最後に加え、さっと混ぜ合わせる。
4. **3**に**1**を入れてよく混ぜ、**2**を加えてさっくりと混ぜる。
5. 型に流し込み上にアーモンドスライスを飾り、170〜180℃に熱したオーブンで約20〜30分焼く。

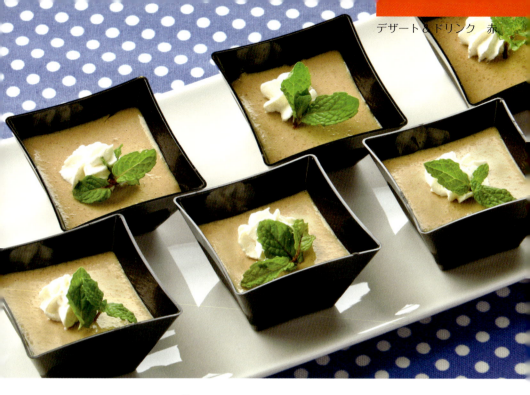

小豆と牛乳のゼリー

ゆで小豆を使用すると超簡単！

材　料（2～3人分）

水 … 50ml
粉寒天 … 3g
牛乳 … 100ml
生クリーム … 30ml
ゆで小豆 … 30g
黒砂糖 … 30g

冷え、食欲不振、生理痛、生理不順、疲労回復に。

作り方

1 鍋に分量の水と粉寒天を入れて火にかける。
2 煮立ったら、牛乳、生クリーム、ゆで小豆、黒砂糖を入れて、よくかき混ぜ、火からおろす。
3 2を器に入れ、冷やし固める。

トッピングは、泡立てた生クリーム、ミントの葉などお好みで。

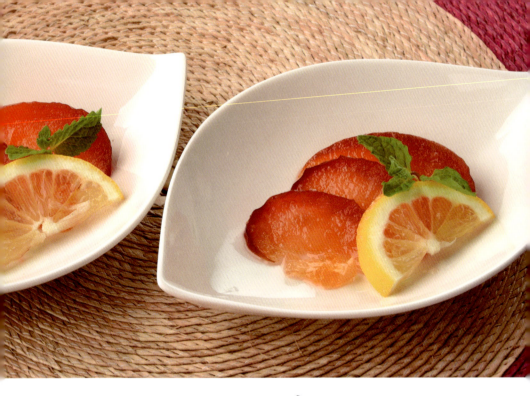

リンゴのやわらか煮

心と体をケアして運気アップ！

材　料（2～3人分）
リンゴ … 50g
レモン … 10g
蜂蜜 … 50ml

作り方
1 リンゴは一口大に、レモンは皮をむいて輪切りにする。
2 鍋にリンゴ、レモン、蜂蜜を入れて煮る。

紅玉、ジョナゴールド、ふじ、王林などいろんなリンゴで楽しんで。

整腸作用、利尿作用があり、イライラを鎮める働きも。

「一日1個のりんごは医者いらず」と言われます。

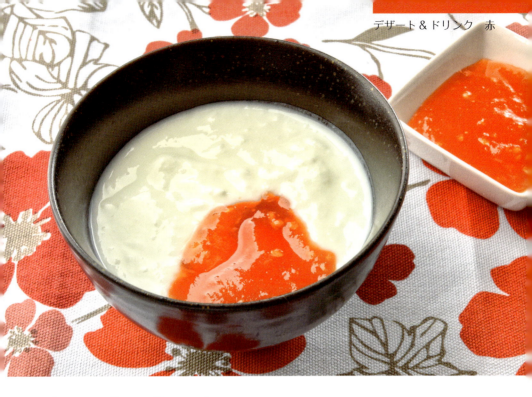

デザート＆ドリンク 赤

トマトジャム

砂糖の量を加減して自分好みの味に

材　料（作りやすい量）

トマト … 200g
砂糖 … 50g
レモン汁 … 25ml

せき、下痢、食欲不振、つわりに。疲労回復にも。

作り方

1. トマトは十文字の切り込みを入れて湯むきする。ざく切りにして、ミキサーにかけ鍋に入れる。
2. 1の中に砂糖、レモン汁を入れ中火にかける。へらで混ぜながら、煮立ったら中火にして煮詰める（約6分）。
3. ドロッとしてきたら火からおろす。冷水または保冷剤の上で粗熱をとり、粗熱がとれたら密閉できる容器に入れ、冷蔵庫で保管する。

パン、ヨーグルト、クラッカーなどと一緒にどうぞ。

人参ジュース

胃腸をケアする！元気回復ジュース

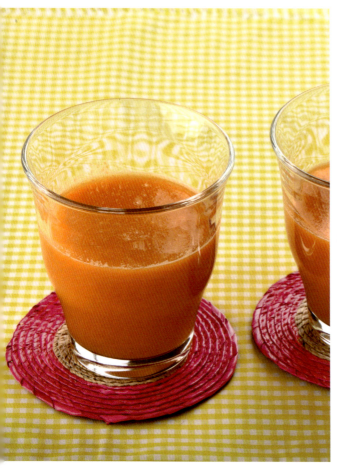

材　料（2人分）

人参 … 100g
リンゴジュース … 100ml
レモン汁 … 大さじ1
蜂蜜 … 大さじ1
水 … 100ml

作り方

1　人参は薄い輪切りにして、ラップをして電子レンジで2分加熱する。
2　ミキサーに全て入れる。

飲む直前に
ミキサーに
かけましょう。

デザート＆ドリンク 赤

材　料（2人分）
トマトジュース … 200ml
豆乳 … 200ml

作り方
1 トマトジュースを
　グラスに注ぐ。
2 1に豆乳を注ぐ。

トマトジュースが
優しい味に。

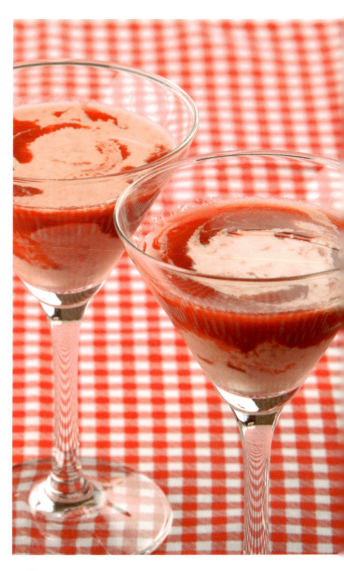

トマトソイジュース
超！超！かんたん！ 同量をグラスに注ぐだけ

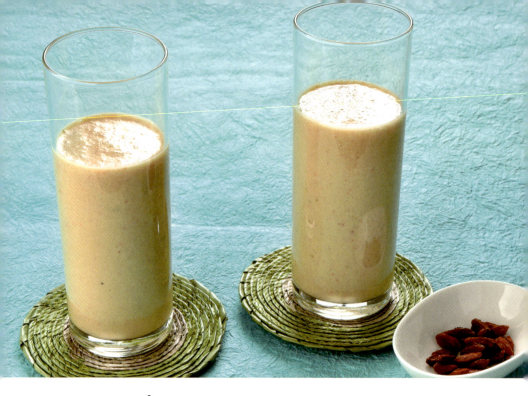

クコの実バナナジュース

砂糖を入れないのに甘くて癒されます

材　料（2人分）
リンゴ … 1/2個
バナナ … 1本
クコの実 … 小さじ1
牛乳 … 100ml
豆乳 … 50ml

作り方
1. リンゴ、バナナはそれぞれ皮をむき、ザク切りにする。クコの実は水少々（分量外）で戻しておく。
2. ミキサーに1と牛乳、豆乳を加え混ぜる。

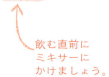
飲む直前にミキサーにかけましょう。

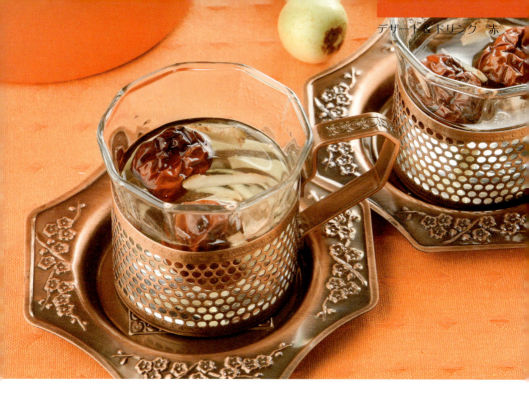

ナツメ茶

ナツメで元気回復！ 蜂蜜はお好みで

材　料（2人分）

生姜 … 3g
水 … 250ml
ナツメ（乾燥）… 20g
蜂蜜 … 適量

> 食欲不振、疲れ、めまい、不眠、イライラにおすすめ。

作り方

1 生姜は洗って皮付きのまま適当に切る。

2 水を入れた鍋に、ナツメと**1**を入れ、10分ほど煎じる。

3 好みで蜂蜜を入れる。

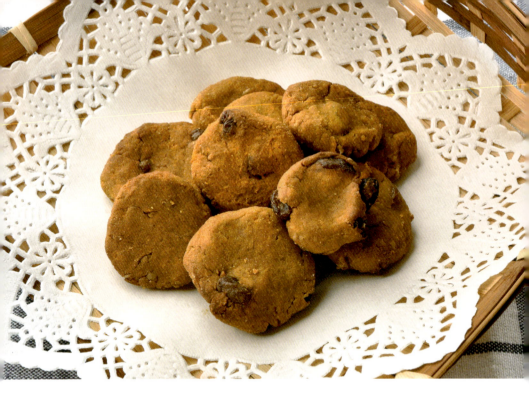

きな粉のレーズンクッキー

小麦粉・砂糖・バター・油は使いません

材　料（作りやすい量）
人参 … 100g
きな粉 … 50g
そば粉 … 50g
ねりごま … 30g
蜂蜜 … 大さじ1
レーズン … 30g
塩 … 少々
オーブンペーパー

下痢、高血圧、糖尿病の方に。解毒作用も。

作り方
1 人参はすりおろす。
2 きな粉、そば粉、ねりごま、蜂蜜をボウルに入れ、よく混ぜる。
3 2にレーズン、塩、人参を加えてさらに混ぜ、生地をひとつにまとめる。生地を好みの大きさに丸め、5mm程度の厚さにする。
4 オーブンペーパーを敷いたオーブン皿に3を並べ、180℃に予熱しておいたオーブンで15～20分焼く。

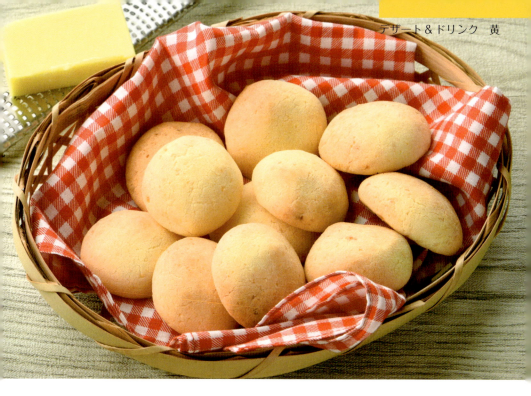

デザート＆ドリンク　黄

ポンデケージョ

噛めば噛むほど良い味が！

材　料（作りやすい量）

サラダ油 … 50g
牛乳 … 50ml
上新粉 … 100g
片栗粉 … 100g
水 … 100ml
卵 … 1個
パルメザンチーズ … 40g

せき、皮膚の
かゆみ、便秘に。

作り方

1　サラダ油と牛乳を入れた鍋に上新粉、水を加えた片栗粉をよく混ぜ、少し中火にかける。

2　1を丸めてラップに包み20分ほど寝かせる。

3　2によく溶いた卵とチーズを加えてよくこねる。手に油を塗って20等分する。

4　ボール型に丸め、オーブンシートに並べ、180℃に予熱したオーブンで約20〜25分焼く。

分量外です。

さつまいもきんとん

甘さ控えめ！3時のおやつにおすすめ

材　料（2〜3人分）
さつまいも … 1本（300g）
栗の甘露煮 … 2個
砂糖 … 大さじ1
栗の甘露煮の汁 … 大さじ1
牛乳 … 大さじ1

疲れ、冷え、足腰の
だるさ、頻尿に。

作り方
1. さつまいもの皮をむき、2cm角くらいの大きさに切り茹でる。栗の甘露煮を1cm角の大きさに切る。
2. さつまいもが軟らかくなったら、鍋の湯を捨てつぶし砂糖を混ぜる。栗の甘露煮の汁と牛乳を入れる。
3. ほどよいかたさになったら、少し冷まして、サランラップでくるみ、栗を真ん中に刺すように入れ、茶巾絞りのようにねじる。

ナツメとバナナのデザート

シュガースポットのないバナナは焼いて食べ頃に

材　料（2人分）
ナツメ（乾燥） … 6個
オレンジマーマレード
　　　… 70ｇ
豆乳 … 50ml
バナナ … 2本

完熟バナナ
ならそのまま
でもOK。

熟れてくると皮に表われる
黒いほつほつです。

作り方
1. 水（分量外）ですこし戻したナツメ、オレンジマーマレードと豆乳を鍋に入れ、火にかける。
2. バナナを皮付きのまま網で両面に焼き色がつくまで弱火で焼く。焼きバナナの皮をむいて、2〜3cmの厚さの輪切りにする。
3. 器に2を入れ、1をかける。

魚焼きグリルでも
上手に焼けます。

デザート＆ドリンク 黄

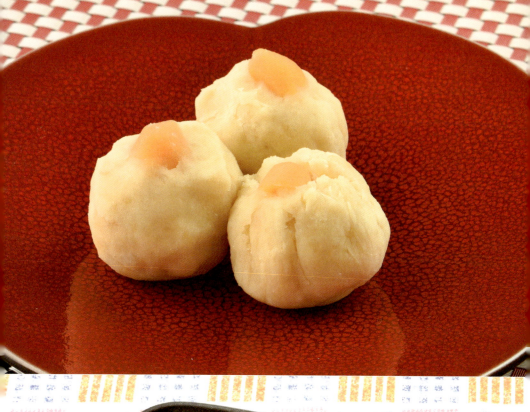

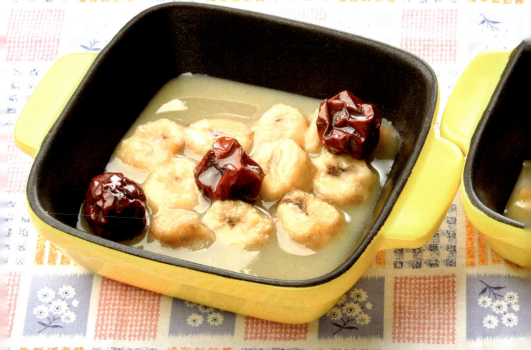

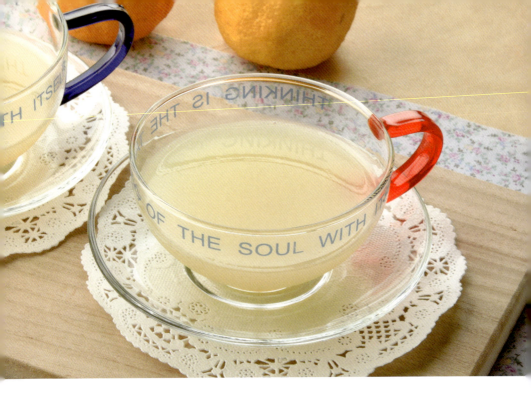

ゆずゼリー

ゆずの香りでリラックス

材　料（2人分）

水 … 200ml
粉寒天 … 2g
蜂蜜 … 大さじ2
ゆず果汁 … 大さじ2

消化を助け、気のめぐりをよくします。二日酔いにもどうぞ。

冬至の日にゆず湯に入ると、冬の間、風邪を引かずに過ごせると言われています。

作り方

1. 鍋に水200mlと粉寒天を入れて火にかけ、寒天を煮溶かす。
2. 1に蜂蜜を加え、混ぜながら1〜2分煮て、火からおろしてゆずの果汁を少しずつ混ぜながら加える。
3. 器に流し入れて冷蔵庫で冷やし固める。

トッピングにゆずの皮を使ってもOK。

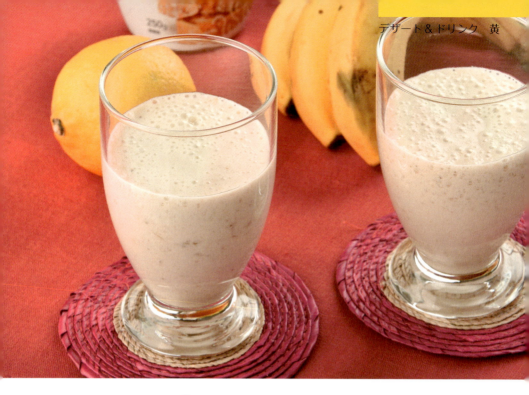

デザート&ドリンク 黄

バナナ豆乳ジュース

豆乳にふくまれるイソフラボンで元気回復！

材　料（2人分）
バナナ … 小1本
豆乳 … 150ml
レモン汁 … 1/4個
蜂蜜 … 小さじ 1/2〜1
水 … 大さじ1

→ バナナは冷蔵庫で保存すると黒くなるので、常温で保存しましょう。

作り方
1 材料をすべてミキサーに入れる。
2 混ぜ合わせて、グラスに注ぐ。

↑ 飲む直前にミキサーにかけましょう。

↑ 蜂蜜の量はお好みで加減して。

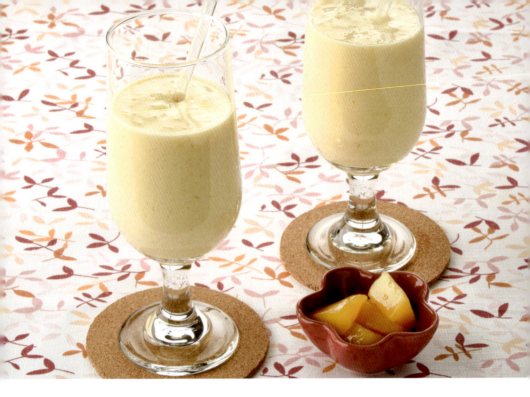

マンゴーラッシー

胃をケアするマンゴーで気力・体力・運気アップ！

材　料（2人分）

マンゴー缶 … 250g
ヨーグルト（無糖）… 250g
牛乳 … 200ml

美肌や利尿作用あり。イライラにもどうぞ。冷え症や糖尿病の人は食べ過ぎないで。

作り方
1 マンゴー缶のシロップをきる。
2 ミキサーに、1、ヨーグルト、牛乳を入れて撹拌する。
3 グラスに2を注ぐ。

マンゴーにはうるしに似たマンゴールというかぶれの原因となる物質が含まれています。

デザート＆ドリンク　黄

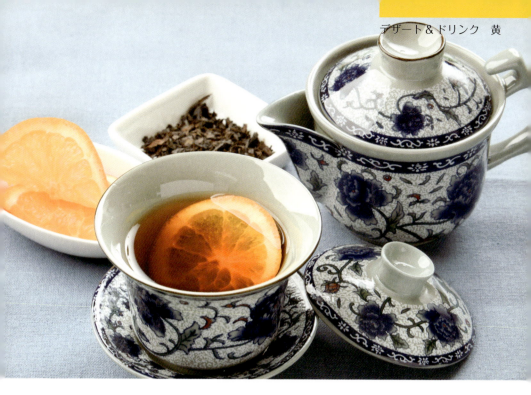

オレンジウーロン茶

柑橘の香りでリラックス。気分転換して前向きに！

材　料（2人分）
オレンジ … 1個
ウーロン茶 … 400ml

食欲不振、発熱、せきや痰に。二日酔いにもどうぞ。

作り方
1 オレンジはよく洗って、薄い輪切りにする。
2 濃いめの熱いウーロン茶を用意する。
3 カップに2を注いで、1のオレンジを入れる。

利尿作用があり、精神を安定させます。ウーロン茶に含まれるポリフェノールが、血中の中性脂肪、コレステロールの軽減に働きます。

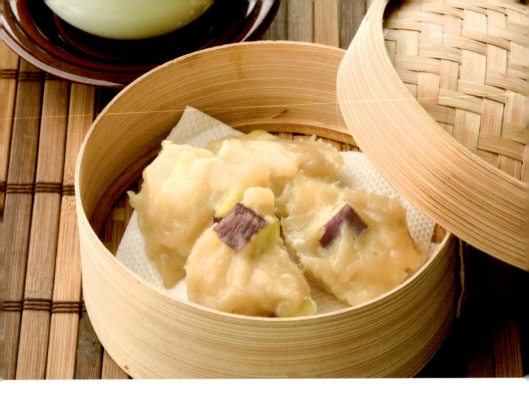

甘酒まんじゅう

砂糖を使わず自然の甘さがおいしい

> 腸内を整え、免疫力アップに。美肌やストレス解消にも。

材料（2～3人分）

薄力粉 … 100g
甘酒（濃縮タイプ）
　… 50ml
水 … 100～120ml
さつまいも … 50g
塩 … 1つまみ

> 食欲不振、下痢、精神不安に。

作り方

1. ボウルに薄力粉と甘酒を加え、水を少しずつ加えて耳たぶくらいのかたさにまとめる。
2. さつまいもはよく洗い、皮ごと1cm角切りにし、塩をまぶす。
3. 1に2のさつまいもを加えてこね、濡れ布巾かラップをかぶせて15分ほど休ませる。
4. 3の生地を6等分して丸め、蒸気の上がった蒸し器で15～20分ほど蒸す。

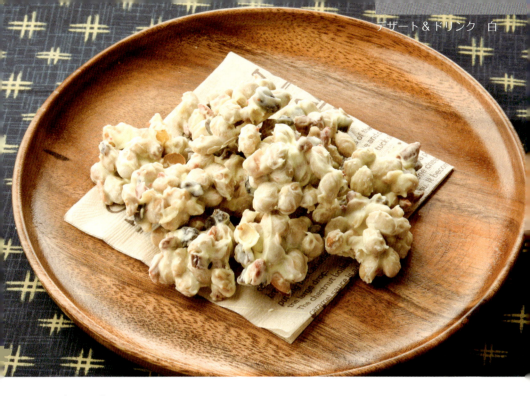

デザート&ドリンク　白

大豆チョコ

ゆっくりよく噛んで！ 体にやさしいチョコレート菓子

材　料（作りやすい量）

ホワイト板チョコ … 80g
レーズン … 大さじ1
くるみ … 大さじ1
クコの実 … 大さじ1
煎り大豆（節分豆）
　… 1/2袋（50g）

ほかのナッツやドライフルーツを入れてもOK。

疲れ、妊娠中毒症に。利尿作用も。

作り方

1　チョコレートを小さく包丁で切る。

2　くるみとレーズン、クコの実を粗めのみじん切りにする。

3　湯煎で1を溶かし、その中に2と節分豆を入れ手早く混ぜる。

4　クッキングシートを引いた皿に3をスプーン1杯ずつとり、冷蔵庫でよく冷やす。

大豆は、肉、魚、牛乳、卵と同じくらいのタンパク質（アミノ酸）を含んでいます。

ココナッツミルクゼリー

ココナッツでむくみをとって体すっきり

材　料（2人分）
水 … 大さじ2
粉ゼラチン … 4g
牛乳 … 50ml
砂糖 … 15g
ココナッツミルク … 100ml

暑気あたり、のどの渇き、むくみ、便秘に。

作り方
1. ボウルに水を入れ、粉ゼラチンを振り入れ5分ふやかし、湯煎にかけてゼラチンを溶かす。
2. 鍋に牛乳、砂糖を入れ、泡立て器で撹拌しながらさっと熱し、砂糖が溶けたらココナッツミルクを加える。
3. 2に1のゼラチンも加え氷水を入れたボウルにあてて冷やし、ある程度とろみをつけてから器に流し入れ、冷蔵庫で冷やし固める。

甘酒かん

濃縮タイプの甘酒を使うので超かんたん！

材　料（2～3人分）
棒寒天 … 1/4本
甘酒（濃縮タイプ）
　… 100ml
水 … 400ml

8世紀に編まれた『日本書紀』に天甜酒（あまのたむざけ）という記述があり、甘酒のこととされています。

作り方
1. 寒天は水（分量外）にひたしてしばらくおき、軟らかくなったら水気をしぼり、小さくちぎって鍋に入れる。
2. 1に甘酒のもとと水を加えて中火にかけ、煮立ったら弱火にしてかき混ぜながら寒天を煮溶かす。
3. 水でぬらした流し缶に2を流し入れて冷やし固める。

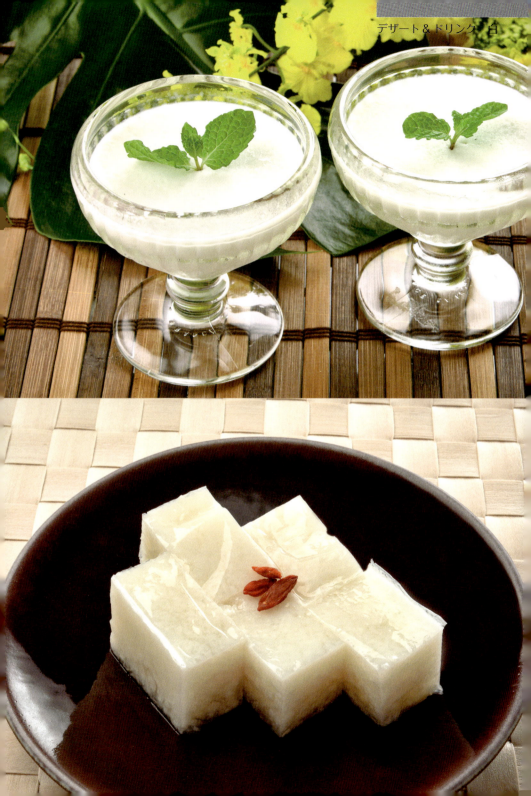

デザート＆ドリンク 白

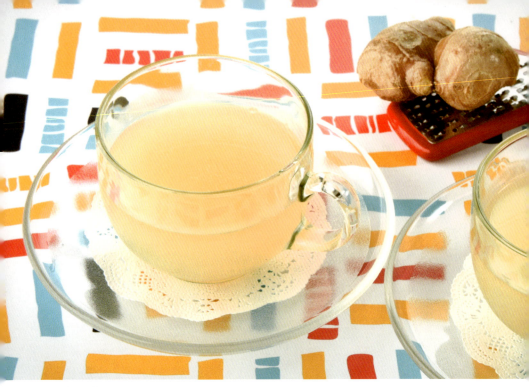

生姜ゼリー

炭酸水をつかってプルプル・シュワシュワゼリー

材　料（2人分）

粉ゼラチン … 6g
水 … 大さじ1
水 … 50ml
蜂蜜 … 大さじ2
生姜のしぼり汁 … 小さじ1
炭酸水（無糖）… 250ml

作り方

1. 粉ゼラチンは水大さじ1に入れ、ふやかしておく。
2. 小鍋に水50ml、蜂蜜、生姜のしぼり汁を入れて弱火にかけ、温まったら**1**のゼラチンを加えて煮溶かし、火を止める。
3. 粗熱がとれたら炭酸水を静かに加えて混ぜ、器に流し入れ、冷蔵庫で冷やす。

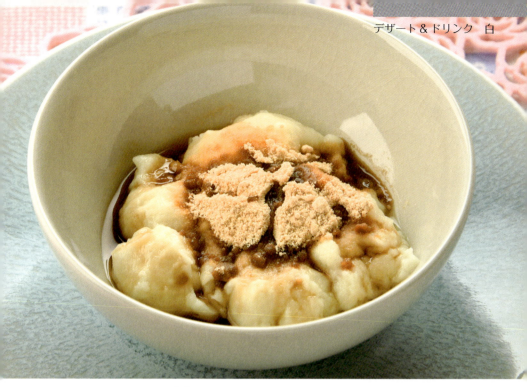

デザート&ドリンク 白

豆乳くず餅

くず粉・豆乳・黒砂糖、すべて元気回復食材

材料(2人分)

- くず粉 … 40g
- 豆乳 … 200ml
- 黒砂糖 … 15g
- 水 … 大さじ2
- きな粉 … 大さじ3

頭痛、背中の上部から首にかけての痛み、解熱に

作り方

1. 鍋にくず粉と豆乳を入れ、火にかける前に木べらでくず粉をつぶすようによく混ぜる。
2. くず粉が溶けたら弱火にかけ、絶えず練り混ぜる。
3. ところどころ固まってきてもさらにしっかり全体を混ぜる。生地がひとつにまとまったら、力を入れてさらに2分ほど練る。
4. 別の鍋に黒砂糖と水大さじ2を煮溶かし、蜜にする。
5. 3の生地をスプーンで一口大にちぎって水にとり、水気をきって器に盛る。きな粉と4の蜜をかける。

リンゴとさつまいものジュース

やさしくお腹の調子をととのえます

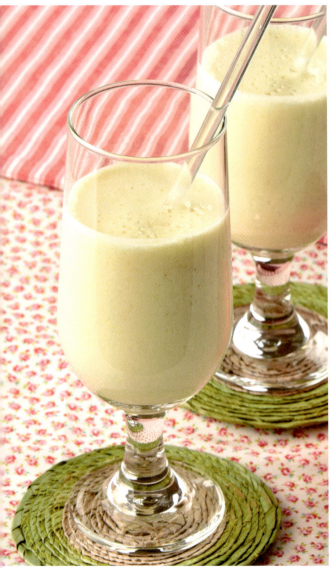

材　料(2人分)

さつまいも … 70g
リンゴ … 70g
ヨーグルト(無糖) … 100g
豆乳 … 200m
蜂蜜 … 大さじ1

整腸、老化防止、美肌、骨歯強化に。

作り方

1 さつまいもは皮をむいて適当な大きさに切って茹で、リンゴも皮をむいて適当な大きさに切る。
2 ヨーグルト、豆乳、蜂蜜と**1**をミキサーにかける。

デザート＆ドリンク　白

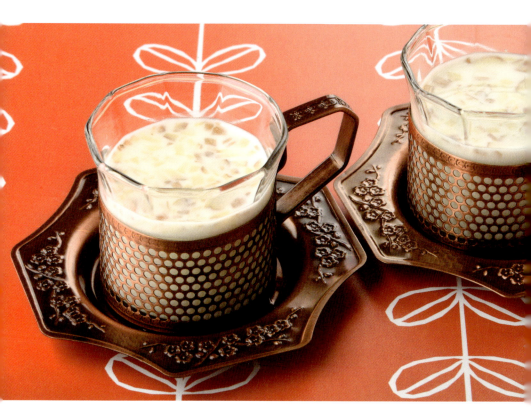

甘酒と生姜のミルク

甘酒は飲む点滴！気力・体力回復に

材　料（2人分）
生姜 … 1かけ
甘酒（濃縮タイプ）
　… 100ml
牛乳 … 300ml

作り方
1　生姜は洗って皮付きのまま粗みじん切りにする。
2　鍋に甘酒、牛乳、生姜を入れて火にかける。温まったらカップに入れる。

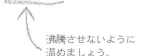
沸騰させないように温めましょう。

さつまいものお汁粉

さつまいもで胃腸をケア！かんたん汁粉

材　料（2人分）

さつまいも … 60g
水 … 300ml
こしあん … 100g
くるみ … 2個
スライスアーモンド … 少々
クコの実 … 少々

パックで売っている
こしあんでOK。

作り方

1. さつまいもは1cmの角切りにして、水と共に火にかける。
2. 軟らかくなったら、こしあんを溶き入れ、火を止めて器に盛る。
3. 細かく刻んだくるみとスライスアーモンド、クコの実をトッピングする。

生姜ジャム

体ポカポカ！ 血行を良くして気力アップ

材　料（作りやすい量）

生姜 … 50g
黒砂糖 … 40g
蜂蜜 … 40g

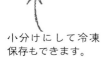

小分けにして冷凍
保存もできます。

作り方

1. 生姜はきれいに洗って皮付きのまま、すりおろす。
2. 鍋に1と黒砂糖、蜂蜜を入れ強火にかける。
3. 沸騰してきたら、弱火にして汁気が少なくなるまで火にかける。

クラッカーやパンにつけたり、温かい紅茶に入れて。ヨーグルトにトッピングして大人の味に。

デザート＆ドリンク　黒

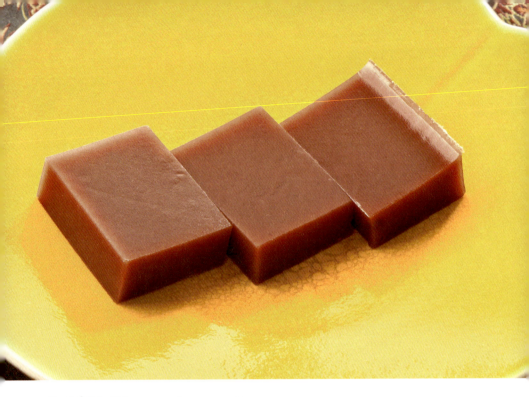

超簡単！水ようかん
こしあんを使って家庭で手作り

材　料（2～3人分）
水 … 200ml
粉寒天 … 3g
黒砂糖 … 大さじ1
こしあん … 200g
塩 … 少々

便秘に。むくみやせき・痰に。

作り方
1. 鍋に水を入れ、粉寒天を加えてよく混ぜ、火にかけて混ぜながら煮溶かす。
2. 1に黒砂糖を加えて煮溶かし、1～2分煮る。火を止め、こしあんと塩を加え、なめらかになるまでよく混ぜる。
3. 粗熱が取れたら水でぬらした流し型に流し入れ、冷やし固める。固まったら食べやすい大きさに切り、器に盛る。

包丁を水でぬらして切りましょう。

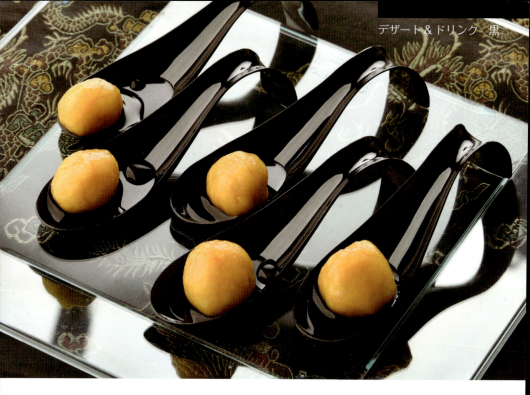

カボチャ白玉の黒蜜がけ
カボチャと黒蜜で体を温めて

材　料(2〜3人分)
カボチャ … 100g
白玉粉 … 50g
水 … 60〜70ml
黒蜜 … 適量

作り方
1 カボチャは種とワタを取り、皮をむいて小さく切り耐熱皿にのせ、ラップをして電子レンジで3分加熱する。ボウルに入れ、熱いうちにつぶす。
2 1に白玉粉を数回に分けて加え混ぜる。途中、かたさを見ながら加減して水を加える。
3 2を団子に丸める。沸騰した湯で団子を茹でる。
4 茹で上がったら冷水にとって冷ます。水気をきって器に盛り、黒蜜をかける。

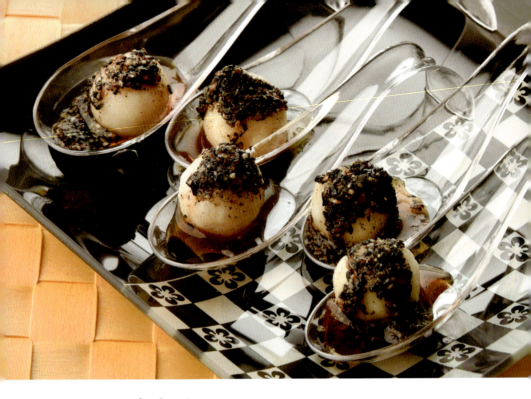

おから団子

お腹の調子をととのえて運気アップ！

材　料（2〜3人分）
おから … 140g
白玉粉 … 100g
黒ごま … 大さじ2
蜂蜜 … 大さじ2
醤油 … 20ml

作り方

1. おからと白玉粉を合わせてボウルに入れ、よく混ぜ合わせてしっかりこねる。おからがパラパラでまとまりにくい時は水（分量外）を少し混ぜてもよい。
2. **1**の生地を一口大に丸め、団子にする。
3. 沸騰した湯で団子を茹で、浮き上がって1分ほどたったら、冷水にとって冷ます。水気をきって器に盛る。
4. 黒ごまをすり、蜂蜜と醤油を加えてタレをつくり、**3**にかける。

甘辛加減はお好みで調整してください。

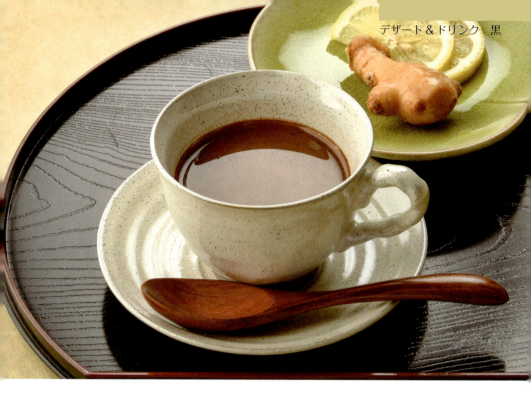

デザート＆ドリンク　黒

生姜入りココアくず湯

気力・体力アップに！ 意外な組み合わせでほっこり

材　料（2人分）
ココア（無糖）… 小さじ2
くず粉 … 大さじ2
黒砂糖 … 大さじ3
水 … 250ml
生姜のしぼり汁 … 小さじ1
レモン汁 … 小さじ1

疲労回復、免疫力向上、整腸、利尿が期待できます。高血圧の方にも。

作り方

1. 鍋にココア、くず粉、黒砂糖を合わせ、少量の水で溶かす。
2. 1に残りの水を加えて火にかけ、へらなどでなめらかに練る。
3. 沸騰する前に火を止め、生姜のしぼり汁とレモン汁を加えて混ぜる。

豆乳ゼリー

更年期の方におすすめ！もちろん子どもにも

材　料（2～3人分）
水 … 25ml
粉ゼラチン … 7g
砂糖 … 20g
豆乳 … 120ml
黒蜜(蜂蜜でも可) … 適宜

作り方
1. ボウルに分量の水を入れ、粉ゼラチンを振り入れ、5分ほどふやかした後、湯煎にかけゼラチンを溶かす。砂糖を加え混ぜてしっかり溶かす。
2. 豆乳を少しずつ1に加えて、粗熱がとれたら容器に入れて冷蔵庫で冷やし固める。
3. 黒蜜(蜂蜜)を添える。

黒ごまゼリー

黒ごまで老化防止のかんたんデザート

材　料（2～3人分）
牛乳 … 240ml
黒ねりごま … 10g
粉寒天 … 3g
水 … 50ml
砂糖 … 15g

疲労回復、耳鳴り、頭痛、ほてり、白髪予防に。

作り方
1. 牛乳は人肌に温めて、黒ねりごまを入れて溶かしておく。
2. 鍋に粉寒天と水を入れ、混ぜながら沸騰させ、砂糖を加えよく溶かす。
3. 2に少しずつ1を加えよく混ぜる。粗熱がとれたら容器に入れ冷蔵庫で冷やし固める。

デザート＆ドリンク　黒

あとがき

この本をご購入くださった皆様、本当にありがとうございました。
料理を作り、ご自分の健康、家族の健康を守っている人は、「食医」だと、私は思っています。
その昔、中国には食事で王様の健康を管理する方々がいました。
その方々を「食医」とよんでいました。
料理が好きで、楽しみながら作っている人。
オーガニックにこだわり、身体に優しい料理を作っている人。
料理が苦手だけど、頑張って作っている人。
家で料理をしている人みんなが、立派な食医だと、私は思います。

コンビニでも、スーパーでも、お弁当やおにぎりが購入できて、簡単に食事できる時代です。疲れたときは、それを上手に利用してもOK。
でも、手作り料理は本当に素晴らしい！
素材そのものの味を活かした調理法ができ、また使う調味料の量も加減できます。減塩もできるし、何かと身体に優しい。

私のまわりには子育て中のお母さん、お父さんが多くいます。みなさん、思春期の子どもを抱えて、大変な思いをされています。心を込めて、身体のことを考えて作った料理なのに、子どもから文句をいわれる、食べてもらえないと、かなりダメージを受けている方も。
思春期の子どもは、何かと文句を言いたくなる年頃。
子どもが大人になったときに、親の手作り料理の思い出が、心の支えになると思います。
いつか、大人になったときに、きっと分かってくれます。
だから、諦めないで。料理を嫌いにならないで。
自分にあった色を見つけて、生活や食生活に取り入れましょう。
そうすると、少しずつでも運気アップに！

料理に欠かせない"水"は大地を潤し、作物を育み、命をのばす働きがあります。私たち人間や動物、植物すべての生き物に必要なもの。

ですが、水は時に猛威をふるいます。山の形を変化させ、畑の農作物や家や車を流すことも……。
水は良い面も悪い面もあります。人間も同じです。
人間は人に喜びを与え、感動を与え、笑いを与えることができます。
反対に、人間は人を妬(ねた)み、傷つけ、悲しませ、泣かせることもできます。
妬みや僻(ひが)みは人間の醜い感情ですが、それを自分で理解でき、コントロールできる人はとても素晴らしい人だと思います。

ポジティブになろう！ ポジティブにならなくては！ と思って、運気アップ料理を作って食べても、そうならないときは、無理にポジティブにならなくても大丈夫。ネガティブなときがあっても大丈夫。
知人や友人に良いことがおきたとき、心の底から「良かったね」「おめでとう」と、言えなくても大丈夫。
また、そんな自分を嫌いにならないで！　今は調子が悪いだけ。
ネガティブな感情をもつ自分を認めてこそ、
ポジティブに生活ができるのだと思います。
しんどいとき、疲れたときは無理をしない！
心も体も、どちらもホドホドに。

この本を出版するにあたり、大変お世話になった神戸新聞総合出版センターの皆様、本当にありがとうございました。
そして、いつも私の活動を心から応援してくれる家族に感謝します。

少し落ち込んでも"元気になって欲しい！""笑顔になって欲しい！"
そんな思いで作成した本です。
本書が皆様のお役に立てると幸いです。

2018年2月3日
渡部　美智余

主な素材別INDEX

穀類・豆類

小豆
- 小豆と牛乳のゼリー　91
- 小豆のお粥　24
- 小豆のポタージュ　28

うるち米
- 小豆のお粥　24
- えのきと鶏肉ごはん　43
- オクラのお粥　18
- キムチチャーハン　26
- クコの実のお粥　24
- 黒米ごはん　44
- 黒豆と山芋の梅ごはん　42
- 生姜ごはん　32
- ズッキーニと卵のお粥　30
- チンゲン菜のごはん　20
- とうもろこしとはと麦のリゾット　30
- 長芋と青ネギのお粥　19
- 長芋のお粥　36
- 蓮根と梅干しの炊き込みごはん　38

おから
- おから団子　118
- おからと豆乳のチゲ　41

きな粉
- きな粉のレーズンクッキー　98
- 豆乳くず餅　111
- ヘルシー大豆団子　86

黒米
- 黒米ごはん　44

黒豆
- 黒豆と山芋の梅ごはん　42
- チンゲン菜のごはん　20

上新粉
- ポンデケージョ　99

白玉粉
- おから団子　118
- カボチャ白玉の黒蜜がけ　117
- ヘルシー大豆団子　86

そば粉
- きな粉のレーズンクッキー　98

薄力粉
- 甘酒まんじゅう　106
- エビのクリーム煮　70
- 人参ケーキ　90
- パセリとチーズのパンケーキ　83
- よもぎ入りマーラーカオ　84
- よもぎとくるみのチョコチップケーキ　82
- 蓮根のチヂミ　76

大豆・納豆
- 大豆チョコ　107
- ニラと納豆のチゲ　21

大豆粉
- ヘルシー大豆団子　86

豆乳
- おからと豆乳のチゲ　41
- クコの実バナナジュース　96
- 生姜入り豆乳味噌汁　23
- 豆乳くず餅　111
- 豆乳ゼリー　120
- トマトソイジュース　95
- ナツメとバナナのデザート　100
- バナナ豆乳ジュース　103
- ヘルシー大豆団子　86
- よもぎ入りマーラーカオ　84
- リンゴとさつまいものジュース　112

豆腐・厚揚げ
- 厚揚げとキャベツの煮物　53
- 厚揚げとさつまいもの煮物　66
- 豆腐入りコーンスープ　35
- 豆腐のあんかけ　70
- 豆腐のかき玉汁　38
- ニラ豆腐　50
- 干し椎茸と豆腐のスープ　46

はと麦
- とうもろこしとはと麦のリゾット　30

もち米
- サムゲタン風スープ　40
- ナツメともち米のお粥　37

レッドキドニービーンズ
- たくあんと豆のサラダ　63

肉・卵類

合びき肉
- タコとひき肉のカレー炒め　64
- 豆腐のあんかけ　70

牛肉
- キムチチャーハン　26
- 牛肉とセロリの2色炒め　52
- 牛肉の醤油炒め　78

卵
- かき玉味噌汁　33

キムチチャーハン	26
ズッキーニと卵のお粥	30
卵とキクラゲの炒め物	67
豆腐のかき玉汁	38
人参ケーキ	90
パセリとチーズのパンケーキ	83
豚肉と小松菜の炒め物	54
干し椎茸と豆腐のスープ	46
ポンデケージョ	99
よもぎ入りマーラーカオ	84
よもぎとくるみのチョコチップケーキ	82

鶏肉
えのきと鶏肉ごはん	43
サムゲタン風スープ	40
手羽先とグリンピースのトマト煮込み	59

豚肉
おからと豆乳のチゲ	41
豚肉と小松菜の炒め物	54
豚バラ肉と大根の煮込み	69

魚介類
アサリ
もやしとアサリの味噌汁	45

イカ
イカのトマト煮込み	61

エビ
エビのクリーム煮	70
わかめと桜エビのスープ	46

鮭
鮭の粕汁	29

鯛
鯛のコチュジャン煮	72

タコ
タコとひき肉のカレー炒め	64
チンゲン菜のごはん	20

たらこ
蓮根とたらこのサラダ	68

ヒジキ
ヒジキのごま油炒め	79

わかめ
わかめと桜エビのスープ	46

芋類
さつまいも
甘酒まんじゅう	106
厚揚げとさつまいもの煮物	66
さつまいもきんとん	100
さつまいもスープ	34
さつまいものお汁粉	114
さつまいもサラダ	64
リンゴとさつまいものジュース	112

里芋
鮭の粕汁	29

じゃがいも
ニラとじゃがいもの味噌汁	22

長芋・山芋
黒豆と山芋の梅ごはん	42
長芋と青ネギのお粥	19
長芋のお粥	36
もやしとキクラゲのサラダ	74

果物類
オレンジ
オレンジウーロン茶	105

バナナ
クコの実バナナジュース	96
ナツメとバナナのデザート	100
バナナ豆乳ジュース	103
よもぎ入りバナナジュース	87

ゆず
ゆずゼリー	102

リンゴ
クコの実バナナジュース	96
リンゴとさつまいものジュース	112
リンゴのやわらか煮	92

レモン
生姜入りココアくず湯	119
トマトジャム	93
人参ジュース	94
バナナ豆乳ジュース	103
リンゴのやわらか煮	92

野菜類
青じそ
姜糖紫蘇茶	88
もやしとキクラゲのサラダ	74

青ネギ
かき玉味噌汁	33
きのこのおろし和え	75
鮭の粕汁	29
生姜入り豆乳味噌汁	23
長芋と青ネギのお粥	19
もやしとアサリの味噌汁	45

えのき茸
- えのきと鶏肉ごはん　43
- きのこのおろし和え　75
- ニラと納豆のチゲ　21

カボチャ
- カボチャ白玉の黒蜜がけ　117
- カボチャのヨーグルトサラダ　62
- タコとひき肉のカレー炒め　64

キクラゲ
- 生姜入り豆乳味噌汁　23
- 卵とキクラゲの炒め物　67
- もやしとキクラゲのサラダ　74
- 蓮根のチヂミ　76

小松菜
- 鯛のコチュジャン煮　72
- 豚肉と小松菜の炒め物　54

椎茸
- 干し椎茸と豆腐のスープ　46

生姜
- 甘酒と生姜のミルク　113
- えのきと鶏肉ごはん　43
- 牛肉の醤油炒め　78
- 姜糖紫蘇茶　88
- 生姜入りココアくず湯　119
- 生姜入り豆乳味噌汁　23
- 生姜ごはん　32
- 生姜ジャム　114
- 生姜ゼリー　110
- タケノコの唐辛子炒め　73
- 豆腐のかき玉汁　38
- 長芋のお粥　36
- ナツメ茶　97
- 人参とこんにゃくの生姜煮　60
- 豚肉と小松菜の炒め物　54
- 豚バラ肉と大根の煮込み　69
- わかめと桜エビのスープ　46

白ネギ
- おからと豆乳のチゲ　41
- さつまいもスープ　34
- 長芋のお粥　36

セロリ
- イカのトマト煮込み　61
- 牛肉とセロリの2色炒め　52

大根
- 厚揚げとさつまいもの煮物　66
- きのこのおろし和え　75
- 生姜入り豆乳味噌汁　23
- 豚バラ肉と大根の煮込み　69

タケノコ
- タケノコの唐辛子炒め　73

玉ネギ
- イカのトマト煮込み　61
- エビのクリーム煮　70
- かき玉味噌汁　33
- カボチャのヨーグルトサラダ　62
- キムチチャーハン　26
- 胡瓜とヨーグルトのサラダ　50
- さつまいもサラダ　64
- さつまいもスープ　34
- タコとひき肉のカレー炒め　64
- 手羽先とグリンピースのトマト煮込み　59
- パンチの効いたトマトのサラダ　58
- ブロッコリーの炒め物　55

とうもろこし
- タコとひき肉のカレー炒め　64
- 豆腐入りコーンスープ　35
- とうもろこしとはと麦のリゾット　30

トマト
- イカのトマト煮込み　61
- さつまいもサラダ　64
- 手羽先とグリンピースのトマト煮込み　59
- トマトジャム　93
- トマトの黒ごま蜂蜜かけサラダ　57
- パンチの効いたトマトのサラダ　58

ニラ
- 牛肉とセロリの2色炒め　52
- 生姜入り豆乳味噌汁　23
- ニラとじゃがいもの味噌汁　22
- ニラと納豆のチゲ　21
- ニラ豆腐　50

人参
- 厚揚げとさつまいもの煮物　66
- きな粉のレーズンクッキー　98
- 鮭の粕汁　29
- 生姜入り豆乳味噌汁　23
- 豆腐のあんかけ　70
- 人参ケーキ　90
- 人参ジュース　94
- 人参とこんにゃくの生姜煮　60
- 人参のチーズサラダ　56
- ヒジキのごま油炒め　79
- もやしとキクラゲのサラダ　74

ニンニク
- イカのトマト煮込み　61

おからと豆乳のチゲ　　　41
牛肉の醤油炒め　　　78
サムゲタン風スープ　　　40
鯛のコチュジャン煮　　　72
手羽先とグリンピースのトマト煮込み　59
ニラと納豆のチゲ　　　21
わかめと桜エビのスープ　　　46

白菜
おからと豆乳のチゲ　　　41

パセリ
パセリとチーズのパンケーキ　　　83

もやし
もやしとアサリの味噌汁　　　45
もやしとキクラゲのサラダ　　　74

蓮根
鮭の粕汁　　　29
蓮根と梅干しの炊き込みごはん　　　38
蓮根とたらこのサラダ　　　68
蓮根のくるみ和え　　　77
蓮根のチヂミ　　　76

種実類

梅干し
黒豆と山芋の梅ごはん　　　42
もやしとキクラゲのサラダ　　　74
蓮根と梅干しの炊き込みごはん　　　38

クコの実
大豆チョコ　　　107
クコの実のお粥　　　24
クコの実バナナジュース　　　96
さつまいものお汁粉　　　114
わかめと桜エビのスープ　　　46

くるみ
えのきと鶏肉ごはん　　　43
胡瓜とヨーグルトのサラダ　　　50
黒米ごはん　　　44
黒豆と山芋の梅ごはん　　　42
さつまいものお汁粉　　　114
大豆チョコ　　　107
チンゲン菜のごはん　　　20
トマトの黒ごま蜂蜜かけサラダ　　　57
ニラ豆腐　　　50
人参のチーズサラダ　　　56
よもぎとくるみのチョコチップケーキ　82
蓮根のくるみ和え　　　77

ナツメ
サムゲタン風スープ　　　40
ナツメ茶　　　97
ナツメとバナナのデザート　　　100
ナツメともち米のお粥　　　37

その他

甘酒
甘酒まんじゅう　　　106
甘酒かん　　　108
甘酒と生姜のミルク　　　113

牛乳
小豆と牛乳のゼリー　　　91
小豆のポタージュ　　　28
甘酒と生姜のミルク　　　113
クコの実バナナジュース　　　96
黒ごまゼリー　　　120
ココナッツミルクゼリー　　　108
さつまいもきんとん　　　100
さつまいもスープ　　　34
豆腐入りコーンスープ　　　35
ポンデケージョ　　　99
抹茶ミルクシェイク　　　88
マンゴーラッシー　　　104
よもぎ入りバナナジュース　　　87

こしあん
さつまいものお汁粉　　　114
超簡単！水ようかん　　　116

トマトジュース
トマトソイジュース　　　95
トマトのチーズスープ　　　27

抹茶
ヘルシー大豆団子　　　86
抹茶ミルクシェイク　　　88

ヨーグルト
カボチャのヨーグルトサラダ　　　62
胡瓜とヨーグルトのサラダ　　　50
マンゴーラッシー　　　104
リンゴとさつまいものジュース　　　112

よもぎ
よもぎ入りバナナジュース　　　87
よもぎ入りマーラーカオ　　　84
よもぎとくるみのチョコチップケーキ　82
よもぎ羊羹　　　85

スタイリング	渡部 美智余
食器協力	株式会社チェリーテラス
デザイン	正木 理恵

参考文献　『性味表大事典』竹内 郁子・著

開運！しあわせ薬膳

2018年3月26日　第1刷発行

著　者	渡部 美智余
発行者	吉村 一男
発行所	神戸新聞総合出版センター
	〒650-0044　神戸市中央区東川崎町1-5-7
	TEL 078-362-7140　FAX 078-361-7552
	http://kobe-yomitai.jp/
編　集	のじぎく文庫
印　刷	株式会社 神戸新聞総合印刷

©Michiyo Watanabe 2018. Printed in Japan
乱丁・落丁はお取り替えいたします。
ISBN978-4-343-00983-8 C0077